不被謠言殺死的50個醫學正解

ウソの健康常識に殺されないための50の正解

癌症是遺傳的，所以很難預防？

吃燒焦的食物會得癌症？

每天一定要睡滿七小時？

肺癌原因幾乎都是吸菸？

池谷敏郎 著

林冠汾 譯

序

二〇一四年春天，日本健檢學會表示，以往認定是「高血壓」或「高脂血症」的基準值過於嚴苛，而另行訂定了較爲寬鬆的基準。然而，多數低空飛過寬鬆基準的人，也就是在正常值上限的人，或許在接受檢查時看似健康，但經過十年後、二十年後，很可能因爲心血管疾病或腦血管疾病發作，來找我們這些專科醫生。

文明病是造成動脈硬化的原因，而文明病在初期就會無聲無息地展開，慢慢醞釀。如果就這麼置之不理，即便毫無症狀、即便當時活蹦亂跳，沒多久也可能因爲動脈硬化而引發血管疾病。

也就是說，健檢學會所公布的數據不過是一種「期中報告」，接下來必須經過幾十年的時間進行數據驗證，根本還不能當成基準值。健檢學會原本的用意只是想要讓大家知道在現階段下，從健康者身上取得的數據，高於過往診斷是生病的基準值，沒想到性急的媒體卻做出錯誤報導，讓民眾誤以爲是新的診斷基準值出爐。

「我在正常值的範圍內，可以不用繼續吃藥了吧？」「我竟然被迫接受沒必要的治療！」不出所料地，多數接受治療中的病患紛紛前來諮詢，甚至抱怨，導致各地的醫療機構陷入一陣恐慌。

說到健康常識的正確性，在醫生之間往往也會有所誤解。舉例來說，以前如果擦傷了，理所當然會先消毒傷口，再用紗布吸乾傷口流出的液體，讓傷口在保持乾燥之下癒合。不過，現在的速成做法不會一直要消毒傷口，而是用清水沖洗，也換掉紗布，改用保鮮膜覆蓋住傷口，讓傷口在保持濕潤之下癒合。以這種方式清理傷口，不僅不容易留下傷疤，也復原得比較快，但至今仍有不少醫療機構以傳統的做法清理傷口。

在治療感冒方面，抗生素的濫用不僅發揮不了作用，甚至會導致棘手的抗藥性細菌增生。即便如此，有些醫生到現在仍像機器人一樣只會反覆做相同的動作，只要診斷出是感冒，便隨意開抗生素藥物讓病患服用。

另外，大家都知道「勤漱口」可以預防感冒，但這個常識也有了極大的改變。過去大家認爲比起以清水漱口，使用含碘漱口水比較有效，但根據研究結果，已證實以清水漱口來預防感冒的效果高過含碘漱口水。

新的研究持續不斷，醫學常識也會隨之逐年改變。近年來，醫療現場十分重視實證醫學（Evidence Based Medicine，簡稱ＥＢＭ）。鼎鼎有名的權威醫生都是這樣在治療病患，所以我們也照他的方式去做；這個治療方法應該有效，就採用這個方法吧。實證醫學所提倡的醫療不是這一類根據經驗値的治療方法，而是在重視基礎的同時，根據透過臨床研究而得的科學根據（實證），以更合理、更先進的方式提供醫療服務。

事實上，近年來一般也會照著ＥＢＭ的觀念，來編寫各科在進行診斷或治療時視爲指南的「診療指引」。

然而，現實中的臨床現場不如想像中的那麼單純。同一種治療方法不見得能夠套用在所有病患身上。舉一個簡單易懂的例子，就拿吃雞蛋這件事情來討論好了。

一直以來，大家認定吃太多雞蛋會造成動脈硬化等疾病，把雞蛋所含的膽固醇視爲眼中釘，但日本動脈硬化學會在二〇一五年五月發表聲明，表示「體內的膽固醇多寡不會因爲飲食而有明顯變化」。同年，厚生勞動省（相當於台灣的衛生署）也事隔五年修正「飲食攝取基準」，並撤除「膽固醇基準」。也就是說，過去大家認爲不要吃太多富含膽固醇的雞蛋比較好，但透過實證，已證實這是錯誤的觀念。

爲了幫助大家理解如何透過研究獲得此實證，舉以下例子說明，假設有九名實驗對象，每天請他們各吃五顆雞蛋，在實驗前以及連續吃了兩星期後，分別進行抽血檢驗。檢驗結果，有三人的血液裡的膽固醇值增加，另三人反而減少，最後三人沒變多也沒變少。如果以整體的平均值來看，實驗結果會是「就算吃很多雞蛋，血液裡的膽固醇值也不會起變化」。然而，如果以個人來看，就會發現結果大不同。

也就是說，有些案例確實有可能因爲吃太多雞蛋，導致造成動脈硬化的低密度脂蛋白膽固醇增加，所以必須一方面顧慮到有無抽菸習慣或高血壓併發症等其他風險，來注意飲食。

由此可知，「多吃雞蛋無妨」的新常識不能套用在每一個人的身上。我們不能因爲聽到是新常識就囫圇吞棗，必須有正確的理解才重要。

本書將指出容易被大家誤解的「錯誤健康迷思」，並幫助大家理解正確常識。爲了避免大家持續做無謂的努力，或在不知情之下吃虧，期許藉由本書提供正確的醫學常識，爲大家帶來幫助。

池谷敏郎

序 002

第一章 致命文明病的22個健康常識

第二章 潛藏生活中的恐怖疾病之15個健康常識

第三章　置之不理就會小病變大病的13個健康常識

第一章

致命文明病的22個健康常識

癌症

癌症不上身的三大關鍵——
改變生活習慣、
排除活性氧自由基、
接受健康檢查。

✕ 癌症會「遺傳」，所以很難預防。

根據日本國立癌症研究中心癌症防治資訊中心的說法，針對日本的癌症統計數據，罹患數據是在經過四到五年、死亡數據在經過一到兩年後才公布。對於這樣的時間落差，在國外會利用數學手法加以補正，進而預測當下的癌症統計數據。以相同方式也針對日本的數據進行預測的結果，在二〇一五年的時間點，「罹患癌症人數」約爲九十八萬人。二〇一四年的人數約爲八十八萬人，兩者比較下來，可得知在短短一年的時間裡，「可能罹患癌症者」的人數增加多達十萬人。

以癌症部位來說，排名如下：

第一名「大腸癌」（前一年爲肺癌）

第二名「肺癌」（前一年爲胃癌）

第三名「胃癌」（前一年爲大腸癌）

很多人只要看見有親人得了癌症，往往就會害怕自己未來也會走上同一條路。不過，事實上，癌症的遺傳機率只占了整體的「約百分之五」，剩下的百分之九十五可藉由改變生活習慣和環境來預防。

也就是說，癌症也是標準的文明病之一，只是很少人知道這個事實。

雖然癌症的發病原因牽扯到各種不同的致癌物質，但最大的凶手還是導致身體氧化的「活性氧自由基」。

如果想要降低癌症的發病風險，關鍵端看如何靠著飲食和運動消除活性氧自由基。大家也必須確實認知到現在的觀念和五年前、十年前大不同，以免用錯了方法。

☑ 改善生活習慣，可預防「癌症」。

☒ 吃「燒焦食物」會致癌。

活性氧自由基是導致癌症的頭號敵人，一般認爲壓力、劇烈運動、運動不足，以及空氣污染等原因都會導致活性氧自由基增加。不過，油膩食物或肉類所富含的糖化蛋白（ＡＧＥ）也是主要原因之一。

糖化蛋白當中，尤其是肉類、魚類、米飯類的「燒焦部位」，從以前大家就愛說：「吃了會致癌。」雖然到現在仍然有人會仔細剔除燒焦部位才把食物送進嘴裡，但其實除非一天吃下好幾大碗的燒焦食物，否則不會對人體有什麼不良影響。所以，大家沒必要過度排斥燒焦的食物。比起這點，反而要擔心過度攝取被認爲具有消除活性氧自由基作用的水果。這部分我會在後面提到「脂肪肝」時，再做詳盡的說明。

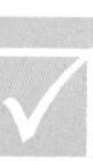

「燒焦食物」食用不過量，不至於影響健康

✕ 消除「幽門桿菌」就不會得胃癌。

胃部緊接腸道的部位稱爲「幽門」，而幽門桿菌（全名爲幽門螺旋桿菌）是寄生在幽門附近的細菌，一般認爲幽門桿菌與胃炎、胃潰瘍、胃癌有著密切的關聯。

在先進國家當中，日本感染幽門桿菌的病患特別多，也有統計資料指出五十歲以上的人當中，約有七成是帶菌者。

在針對罹患胃癌的病患進行調查後，發現帶菌者的比例高達百分之九十八～九十九，所以很多人認定「帶有幽門桿菌就會得胃癌」，但事實絕非如此。

幽門桿菌確實是導致胃癌的重要因素之一，但很多狀況必須有其他條件的助力才會發病。舉例來說，攝取過多鹽分、吃太多辛辣或熱燙的食物、蔬菜攝取不足、抽菸、精神壓力大等生活習慣、遺傳等等，都是導致胃癌的原因之一。除此之外，如果還有高血糖的症狀，更會大大提升罹患胃癌的機率。

不過，不論任何一種原因都有一個大前提，也就是「已經受到幽門桿菌的感染」，因此，爲了擁有健康的胃，還是必須接受除菌治療才比較安心。順道一提，我的父母和手足三人都接受過除菌治療。

不過，胃壁會因爲幽門桿菌長期寄生而變得傷痕累累，胃黏膜也會受損，即使接受過除菌治療，也無法恢復原狀。因此，很遺憾地，除菌不等於已經百分之百排除胃癌的發病風險。建議大家一年接受一次胃部檢查，不要認定自己已經除過菌就不會有事，而安心過了頭。

☑ **即使接受過幽門桿菌的除菌治療，仍有罹患癌症的風險。**

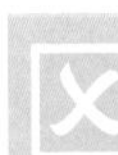

接受血液檢查或X光檢查，就能夠「早期發現」癌症。

「放心啦！每次公司或公家機關實施健康檢查的時候，我都做過血液檢查和X光檢查，沒發現過有癌細胞。」

說這種話的人肯定會錯過早期發現癌症的機會。

爲什麼呢？因爲等到血液檢查呈現陽性反應時，很多時候癌細胞早就已經嚴重擴散了。

另外，有些癌症就算接受X光檢查，也不會被發現。尤其是會因爲吃太多辛辣或熱燙食物而增加發病風險的「食道癌」，就是其中之一。知名歌手桑田佳祐和搞笑藝人宮迫博之都罹患了食道癌，而他們兩位都是因爲接受胃鏡檢查，才幸運地「恰巧發現」食道癌。也就是說，食道癌是一種除非吞胃鏡，否則很難早期發現的疾病。近來食道癌的病患持續增加，建議大家應該定期接受檢查。

治療癌症的關鍵就在於早期發現。以目前來說，爲了早期發現消化系統的癌症，像大腸癌就必須接受大腸內視鏡檢查、胃癌和食道癌則必須接受胃內視鏡檢查才行。

另外，關於男性常罹患的攝護腺癌，透過抽血檢驗「攝護腺特異性抗原」（簡稱ＰＳＡ），可有效早期發現攝護腺癌。除此之外，針對起因在於病毒感染的肝癌和子宮頸癌，可藉由事前接受疫苗注射的預防方式，來降低發病風險。

以上說明的癌症檢查方法或預防疫苗，近五年、十年來不斷出現「新常識」。只要以正確的做法善用正確的資訊，癌症或許將不再是令人聞之色變的疾病。

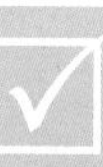

為了早期發現癌症，必須接受正確的「癌症檢查」。

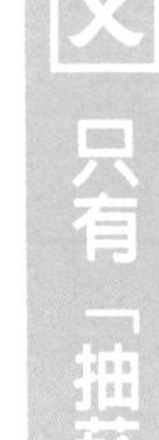

只有「抽菸」才會得肺癌。

癌症當中，男性排名第一的死因是肺癌。抽菸是主要原因已成爲常識，但除了受抽菸影響大的「鱗狀細胞癌」之外，事實上還有發病原因跟抽菸無關的「肺腺癌」。話雖如此，但以鱗狀細胞癌的發病風險來說，抽菸者不分男女皆比非抽菸者高出十倍以上。除此之外，附著於室內的菸草殘留物有可能與空氣中的物質產生反應，而形成不同的致癌物質，所以禁菸當然是唯一對策。另外，關於如何檢查肺癌，一般都會進行X光檢查或痰液檢查，但很遺憾地，想要靠這些檢查早期發現肺癌並不容易。因此，爲了盡量減少風險，保有良好的生活習慣才最重要。

不抽菸的人也可能罹患肺癌。

哪些食物有助於預防癌症？

在美國國立癌症研究所的引領下，一九九〇年展開以科學方式進行解析，試圖了解食物對預防癌症可發揮多少效用的研究。經過研究後，陸續證實花椰菜、番茄、洋蔥、柑橘類、香草類等多數食物具有「預防癌症的效果」。

其中榮登冠軍寶座的莫過於「蒜頭」。蒜頭含有大蒜素，亦即構成特有嗆鼻味的成分，而此成分具有各種藥理作用。

如果和富含多酚成分、五顏六色的蔬菜一起攝取，更能夠發揮相輔相成的效果，強力消除活性氧自由基！

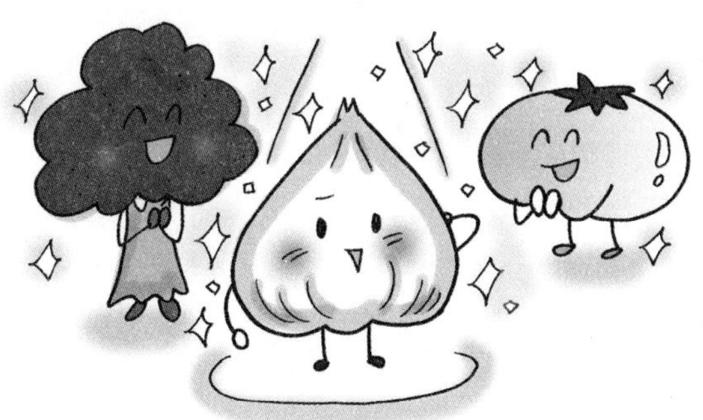

腦中風

「一定是我太多心了。」
「應該是太累了吧。」
別讓這種心態釀成無法挽救的痛！

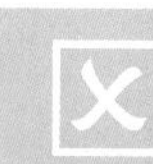

眼前天旋地轉，吐到翻胃「暈眩」是腦中風的前兆。

隨著動脈硬化，形成於血管內壁的「動脈瘤」會破裂，進而結成「血栓」（血塊）阻塞血管。接在血管另一頭的器官會因此受損，引發攸關性命的危險疾病。

腦中風也是「血管阻塞性疾病」之一。如果負責傳送氧氣及養分到大腦的動脈阻塞，將導致腦組織壞死，包含蛛網膜下腔出血和腦出血，都被歸納爲腦血管病變。

另外，或許大家不知情，其實有滿多人儘管沒有動脈硬化的症狀，卻因爲「心因性腦中風」而病倒。心房顫動的心律不整現象會導致心臟內形成血塊，而心因性腦中風的肇因是心臟內的血塊被傳送到腦部而引發。

不論是哪一種腦中風都會有一些徵兆，而說到代表性的症狀，通常第一個會想到「暈眩」。

「眼前天旋地轉，覺得噁心，吐到翻胃。」

針對腦中風病發前的暈眩症狀，大多數人的認知似乎都是如此。不過，這樣的症狀主要是因爲耳朵最裡面的內耳半規管出狀況而引起。

然而，腦部疾病所引起的暈眩，幾乎都是「感覺輕飄飄的，身體會搖搖晃晃地偏向一邊」這一類的症狀（但若是發生於小腦的腦中風或腦出血，可能會伴隨相當劇烈的暈眩症狀）。

如果有「感覺輕飄飄」、「暈眩」等宛如浮在半空中似的暈眩症狀，就是身體發出了腦中風的警告訊號。這時有人會抱著「一定是我太累了」的心態而忽視暈眩症狀，甚至有人會覺得躺下來休息一下就會沒事，結果一躺下來就這麼離開人世了。不僅來不及發現腦中風，更別說是治療，所以就算症狀消失了，也應該接受檢查。

腦中風還有一個不能忽略的微妙訊號，也就是「短暫性腦缺血發作」，是非常重要的前兆。短暫性腦缺血發作是指單手單腳出現麻痺的現象，並在持續幾分鐘、幾小時之後消失。對於麻痺現象，很多人也會有所誤解。首先，如果是腦中風，不會雙手雙腳麻痺，只會左右其中一邊的手腳同時出現麻痺現象。另外，如果有「拿在手上的東西掉了」的現象，也不能誤以為那是每個人都會有的粗心大意舉動。如果是短暫性腦缺血發作，會發現一些特徵，像是東西掉了卻「撿不起來」或「抓不住東西」等症狀。除此之外，也有口齒不清、嘴唇發麻而說話困難等症狀。當出現這些症狀時，就算隔了一段時間後症狀消失，也應該立刻去前往醫院做檢查。

另外，如果是平常就有偏頭痛，只靠服用市面上販賣的止痛藥來治療的人，也必須特別注意。偏頭痛是一種血管發炎的現象，如果任憑偏頭痛發生而不去理會，將會加快動脈硬化的腳步，導致容易引發腦中風。如果有偏頭痛，就要積極找腦外科接受治療。

☑ **腦中風的警訊是「感覺輕飄飄」的暈眩現象。**

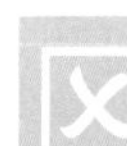

「睡前」喝水可預防腦中風

你是不是因爲睡前喝水，每天半夜裡都要爬起來上廁所呢？

這表示身體在告訴你「一整天下來直到吃完晚餐，已經攝取足夠的水分，所以在半夜裡把睡前喝的多餘的水排出來。」也就是說，睡前喝的水是多喝的。

如果只是多喝水就算了，半夜裡起床上廁所後，交感神經會優先發揮作用，使得血壓上升，反而讓身體變成容易引發腦中風的狀況。因此，身爲一個循環器官的專科醫生，我必須說「不建議睡前喝水」。

不過，如果一整天幾乎沒能夠攝取水分，在睡前補充水分也無妨。洗澡後站上體重計時，若發現體重比平常輕，就表示很可能是「水分不足」。這時如果先喝水喝到跟平常一樣的體重再上床睡覺，即可預防包含腦中風等血管意外。

眞正可有效預防腦中風的喝水方式，是在起床後立刻喝一杯水。這杯水可以補充睡眠中因流汗等現象而流失的水分，幫助大腦和內臟緩慢甦醒過來。

另外，泡澡前也可以先喝一杯水。

在脫光衣服全身發冷的狀態下，泡在熱呼呼的浴缸裡，會使得血壓急速上升，如果就這麼繼續讓身體加溫，血管就會漸漸擴張，血壓開始下降。如果流一身汗陷入脫水狀態的話，血壓會降得更低，導致有輕微動脈硬化現象的部位變得血流不順，最後造成血管阻塞而引發腦中風。事實上，這種狀況經常發生。

爲了預防泡澡時發生脫水或血壓降低的現象，請大家泡澡前務必記得補充水分。

☑ 起床後和泡澡前補充水分，可預防腦中風。

✗ 泡澡用溫水，就不會引發腦中風。

大家都知道如果血壓急速上升，引發腦中風或心肌梗塞的風險也會隨之拉高。

「泡熱水澡會導致血壓上升，所以泡溫水澡拉長泡澡時間比較安全。」

爲了避免風險提高，很多人都認爲應該這麼做，但我反而覺得這麼做更危險。

爲什麼呢？因爲如果拉長泡溫水澡的時間，有時會感到睡意襲來，甚至眞的就這麼躺在浴缸裡睡著。

在打瞌睡的狀態下，身體整個陷入浴缸裡的那一刻，可能會導致心臟病發作。心臟病發作不是因爲溺水，而是身體整個陷入浴缸裡的那一刻，神經會嚇一大跳地停止動作，引發「迷走神經性昏厥」導致心臟停止跳動。就這點來說，迷走神經性昏厥可說是比腦中風更可怕的症狀。

泡澡時我建議將熱水溫度調在四十一度，這個溫度最不危險，也不至於太溫，跟溫泉差不多熱度。

泡澡時還有一個重點，要像老頭子一樣舒服地發出「啊——」的叫聲，慢慢泡進浴缸裡。藉由叫出聲音，身體會漸漸放鬆力量，對血壓或血管也不會造成負擔。希望大家在上廁所時，也可以一邊發出叫聲，一邊排便。不過，不可以發出「嗯」的聲音喔！這樣反而會使力。

不論是泡澡或上廁所，大家一起來發聲吧！

☑ **放一缸四十一度的熱水「一邊發出聲音一邊泡澡」，就不容易對血管造成負擔。**

心肌梗塞

不為人知的
症狀和起因。

✕ 心肌梗塞發作時只有「左胸」會痛。

不論是心肌梗塞，還是腦中風，都是動脈硬化所引起的「血管阻塞性疾病」。

心臟其實就是一大塊肌肉，每分鐘負責把多達五公升的血液傳送到全身，而分布在心臟表面的三條冠狀動脈，會供應氧氣和養分給心臟。

心肌梗塞是因爲冠狀動脈完全阻塞而血流持續不足導致心肌壞死的疾病。

順道一提，心絞痛則是因爲冠狀動脈變窄，引發暫時性血流量不足的疾病。

有些例子是因爲心絞痛反覆發作，最後導致心肌梗塞發作，但也有不少突然心肌梗塞發作的例子。至於一般會有的「胸痛」症狀，心絞痛發作時，症狀會在幾分鐘後便消失，而如果是心肌梗塞發作，胸痛將會持續二十分鐘以上。

搶答時間到了，請問我們的心臟在什麼位置？

相信大部分的人都會回答心臟在「左胸的位置」。或許是這樣的緣故，很多人認爲心肌梗塞或心絞痛發作時，疼痛感也會在「左胸的位置」，但這是錯誤的認知。

事實上，心臟出毛病時，症狀不會只出現在左胸，也有不少左手臂、頸部到下巴部位出現疼痛感的例子。這種疼痛感被稱爲「轉移痛」，意指痛覺沒有出現在出毛病的器官位置，而是出現在身體其他部位。心臟在胎生期和左手臂、頸部從相同位置形成，所以共用一條感覺神經。因此，大腦接收到來自心臟的訊息時，會誤以爲是來自同一條感覺神經的其他部位。另外，心肌梗塞也可能伴隨胸口灼熱、噁心等腸胃症狀，若身體出現這些症狀，同時持續有冒冷汗、倦怠感或呼吸急促等症狀時，請務必儘早接受診療。

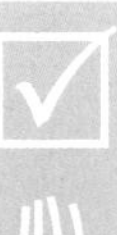

心肌梗塞發作時不一定只有「左胸」會痛。

✗ 走不快是因為年紀大，而不是心臟有問題。

隨著年紀增長，肌肉量會變少，漸漸地會越來越難以加快腳步。不過，這些症狀乍看之下像是因爲有年紀，但其實有不少例子是因爲心絞痛或心肌梗塞才走不快。尤其是糖尿病患者或高齡者的痛覺會變得遲鈍，所以不容易出現典型的胸痛症狀。

如果是這種例子，會因爲部分的心臟不再動作，導致心臟衰竭，而出現走不快或氣喘吁吁的症狀。

一星期前，一位女性病患前來看診，煩惱地說：「我眞的覺得自己有年紀了。」她沒辦法和兒女並肩走在街上，一下子就會跟不上他們的腳步。事實上，這是心肌梗塞的前兆。

雖然走幾步路就會覺得有些呼吸困難，但休息一下就馬上好了，所以應該沒事吧——因爲不覺得胸口痛，所以抱著「不是心臟在痛」的輕忽心態，很可能會因爲心臟衰竭的病情惡化而致死。所以，發現自己突然走不快，或爬不上原本爬得上的坡道時，不要把問題推給年紀，應該立刻就醫！

☑ **走不快有可能是因為「心臟衰竭」。**

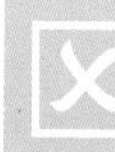 「脂肪」不會構成心肌梗塞發作的直接原因。

近年來，因爲「原因不明的心肌梗塞」而病倒或暴斃的人數日漸趨增，其中主要是以過去身材苗條，現在卻有代謝症候群的中老年人居多。

其眞正凶手竟是「脂肪」！人類的心臟原本應該是呈現肌肉的紅色色澤，而這些死亡病患的心臟卻被一層黃色的脂肪裹住。

像這種長在不該長的地方的脂肪，稱爲「異位性脂肪」。裹住心臟的脂肪會分泌促使發炎或動脈硬化的細胞激素，並透過一條條微血管傳送到冠狀動脈，進而急遽加快動脈硬化的速度，最後引發心肌梗塞。異位性脂肪也稱爲「異形脂肪」。迅速竄入體內，從內側展開攻擊，這樣的表現確實很像科幻電影「異形」裡的劇情。

那麼，爲什麼會發生這種現象呢？

不論一直都是胖嘟嘟，或是以前胖嘟嘟，但現在變瘦的人，這些人的體內都有一大堆脂肪細胞，因此腹部四周的部位擁有許多可以囤積脂肪的「容器」。然而，如果是原本身材苗條的人，就幾乎沒有空間或能力囤積脂肪。因此，一群找不到地方落腳的脂肪爲了尋找屬於自己的棲身之地而到處遊走，最後在心臟的四周停下腳步，慢慢囤積越來越多的脂肪。

尤其是年輕時身材苗條，最近卻突然暴肥或體重變重的人，更要特別當心。你極可能已經成爲異形脂肪的最佳下手目標了！希望大家都可以讓自己的身材保持在跟二、三十幾歲的時候一樣。

✗ 裹住心臟的「脂肪」也可能是引發心肌梗塞的原因。

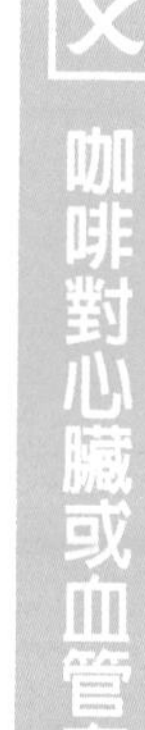

咖啡對心臟或血管有負面影響。

直到幾年前，咖啡一直被形容成像是萬惡的根源。不過，隨著研究技術的進步，如今已得知咖啡會帶來多數好處。

其中之一就是「預防心肌梗塞」的功效。

咖啡的褐色色澤、苦澀味以及香氣來自名為「單寧酸」的多酚類物質，而單寧酸正是讓咖啡具有如此神奇功效的功臣。研究結果已證實單寧酸具有超強的抗氧化作用，可防止動脈硬化的症狀惡化，進而預防心肌梗塞或腦中風。另外，近來日本國立癌症研究中心表示咖啡幾乎可以百分之百抑制糖尿病和肝癌的發作。據說平均一天喝三到四杯的淺焙咖啡，即可發揮效果。

補充一下，除了咖啡之外，加州梅和牛蒡也含有單寧酸。

咖啡是預防血管老化的得力助手。

高血壓

「我只是血壓偏高一點而已。」
如果置之不理，
十年後，血管疾病就來招手。

✕ 正常血壓基準值調高到一百四十七／九十四毫米汞柱。

根據厚生勞動省在二〇一二年進行的「國民健康營養調查」，日本的男性有百分之三十七點二、女性有百分之三十一點三的人被認定有高血壓。全年的醫療費在二〇一三年高達一兆九千八百十二億圓（數據來自厚生勞動省的《國民醫療費概況》）。

大家光看這些數據，也知道高血壓病患的人數多得驚人。

「根本不用吃什麼降血壓藥！」

儘管高血壓病患數驚人，這般風氣卻持續盛行。關於這點，本書一開始也有提及到。

這般風氣的形成，起因恐怕就在於健檢學會於二〇一四年四月新公布的正常血壓值「一百四十七／九十四毫米汞柱（mmHg）」。健檢學會之所以會做出這樣的判斷，根據在於「接受健檢的一百五十萬人當中，有百分之九十五的健康者的血壓值爲一百四十七／九十四毫米汞柱」。

對於新公布的正常血壓值，日本高血壓學會擔心該數值會引來國民的誤解，立刻發表了反對聲明。目前，日本高血壓學會在參考指南上所標示的正常血壓值，是站在預防腦中風或心肌梗塞等併發症的角度，針對健康血液的數據進行分析而得的數值。這也是日本高血壓學會反對的原因。

具體來說，除非以血壓值爲一百四十七／九十四毫米汞柱的人爲對象，調查該對象經過十年、二十年後是否還健康地活在世上，否則無從得知「新標準」的妥當性。經過日本高血壓學會的反對後，目前雙方學會都一致採用原本的正常血壓值。

然而，到了現在，似乎還是有很多人受到錯誤資訊的誤導。有鑑於此，我在這裡爲大家說明正確的正常血壓值，同時也介紹正確的量血壓方法。

正常血壓值要低於一百三十／八十五毫米汞柱！

血壓的量測值以及正確量血壓方法

●正常血壓值：低於 130 ／ 85mmHg

●高血壓的診斷基準（服用降血壓藥的基準）：高於 140 ／ 90mmHg

●降血壓目標：青年～中老年須低於 140 ／ 90mmHg
75 歲以上須低於 150 ／ 90mmHg

●一天量血壓的次數和時間：
一天 2 次、起床後 1 小時內以及睡前。

●早上如廁後，保持輕鬆的坐姿量血壓。

●量血壓之前避免進食、喝酒、運動、洗澡。

●使用測量「上手臂」的家用血壓計。

●也要測量收縮壓減去舒張壓的「脈壓差」（正常值為 40 ～ 60 mmHg）

若是青年～中老年，脈壓差高於 60 mmHg 以上者，必須特別當心。

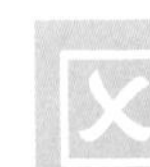

如果只是「血壓略高」，不必吃藥降血壓。

高血壓症幾乎沒有明顯的自覺症狀，大多是接受健康檢查或因為其他疾病就醫時，「恰巧發現」有高血壓。

然而，如果長年保持在高血壓的狀態，動脈硬化會在不知不覺中惡化，而提高心肌梗塞或腦中風發作的風險。因此，高血壓也被稱為「無聲殺手」（Silent Killer）。

如果以反論性的角度來看待這個事實，自然就會知道「該不該服用降血壓藥物」的答案。

動脈硬化具有十年、十五年後引發嚴重「心血管疾病」的特質。也就是說，現在因為心肌梗塞或腦中風發作而被送到醫院來的病患，其實應該早在十年、十五年前就已經有血壓偏高的現象。因為沒有設法改善，就這麼對血壓偏高的現象置之不理，最後演變成高血壓症，並加速動脈硬化的速度，進而引發血管疾病。

意思就是，如果血壓開始往上爬的時候就改掉不良生活習慣或確實接受治療，就能避免在十年、十五年後罹患有致死危險性的疾病。

這麼一想就會知道，收縮壓偏高到一百四十的健康者，如果沒有接受治療，也沒有改善生活習慣，未來很可能引發血管疾病。

然而，近來對於「血壓略高」、身處危險邊緣的這個族群，卻有越來越多人表現出崇拜的態度，甚至美其名為「Supernormal」（所有健康檢查項目皆無異常的受檢者）。

接受健康檢查的目的，原本應該在於幫助近乎正常的人儘早發現「異常」。明明是如此重要的發現時刻，卻把「血壓略高」的初期症狀診斷為仍在正常範圍內，這樣的事實讓人忍不住想要搖頭嘆氣。

以「代謝症候群檢查」為例，檢查項目清單裡有一長串以預防動脈硬化性疾病為目的的項目（腰圍、ＢＭＩ值、血糖值、三酸甘油酯等），並且將正常血壓值設定為低於一百三十／八十五毫米汞柱，比一般標準來得嚴苛。對於這樣的設定，也有人提出反駁意見，認為太奇怪。不過，只要考量到動脈硬化和高血壓之間的關係，理所當然會設定爲低於一百三十／八十五毫米汞柱。而且，在這個階段開始改善飲食、運動、睡眠等生活習慣，也是相當重要的疾病預防動作。對寬鬆的高血壓標準感到安心，覺得自己很安全，抱有這樣的心態是一件很危險的事。我建議有這種心態的人應該檢查一下自己的血管狀態。若檢查結果發現動脈硬化的現象比本身年齡該有的現象更加嚴重，自然就會有危機意識，察覺到即使只是「血壓略高」，也不能就這麼置之不理。

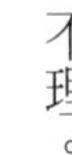

在血壓略高的階段即確實接受治療很重要。

✕ 身體必須保有「鹽分」，所以多攝取無妨。

有些人擁有被稱爲「食鹽感受性」的遺傳基因，其血壓會隨著攝取鹽分而上升、減少鹽分而下降。自從得知日本人當中約有三成的人擁有這種遺傳基因，「不用因爲擔心血壓而減少攝取鹽分」的風氣逐漸擴散。然而，這樣的說法不盡然正確。

怎麼說呢？因爲食鹽會直接對血管最內側的「血管內皮細胞」造成損傷，產生引發動脈硬化的可能性，也可能在血管壁上起作用，使得血管硬化收縮，進而增高發生腦血管、心血管意外的風險。

日本高血壓學會建議的鹽分攝取量爲「一天少於六公克」。如果覺得要達到這個目標難度太高，或許可以先從「一天少於八公克」開始做起。只要善加利用減鹽調味料或食材，多下一些工夫，其實要達成目標並不難。

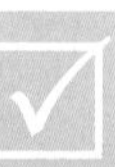

攝取過多鹽分會造成血管損傷，導致血壓上升。

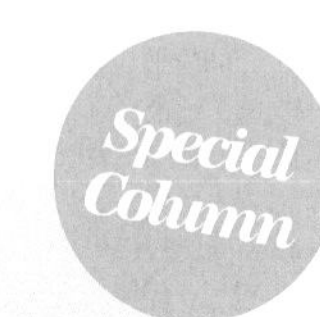

不要太相信「清血食物」

「○○有清血效果喔～」我們經常會聽到這一類的話語。

當中以「納豆」和「洋蔥」最常被電視上的保健節目當成話題。以納豆來說，據說被稱為納豆激酶的酵素可以溶解血栓，達到清血的效果。不過，這樣的效果只限於試管內。其實目前並未證實吃下納豆後，納豆所含的納豆激酶經過胃腸的分解，還能夠被吸收到血液裡，並發揮跟實驗時一樣的作用。另外，似乎也有很多人相信洋蔥所含的二烯丙基硫醚成分，可發揮抑制血小板凝結的作用，進而幫助預防腦中風。不過，即便是用來預防腦中風或心肌梗塞的抗血小板療法，也必須使用萬一受傷就會流血不止的強效藥物，才勉強可以得到預防效果。截至目前為止，還沒聽說有人因為吃太多洋蔥而鼻血不止或身上瘀血處變多，所以想要靠洋蔥來預防腦中風或心肌梗塞，應該是不太可能的事。

為了避免會導致暴斃的血管意外發生，比起清血，最重要的其實在於血管的動脈硬化狀態。

因動脈硬化而形成於血管壁上的動脈瘤狀態極不穩定時，一旦受了傷，該處就會結成血塊，也就是形成血栓。光是攝取清血食物，就想要預防血栓的形成，恐怕沒那麼容易。不過，如果處於極度脫水的狀態，會使得血液黏性增大而容易形成血栓，請大家務必攝取足夠的水分。

改善飲食，培養「血管力」！

①減少含有醣類的「主食」分量。

②多攝取可預防血管意外發生、富含EPA、DHA油脂的魚類。

③鹽分攝取量控制在「一天少於八公克」。

④一天攝取四百公克的「蔬菜」。

⑤要喝酒就喝醣類較少的蒸餾酒，但嚴禁飲酒過度！在非酒精類飲料方面，咖啡和綠茶較具效果。

糖尿病

對於醣類和運動有正確的認知，
糖尿病就不會發作。

✕ 只要健檢時沒診斷出糖尿病，就沒什麼好擔心。

糖尿病是在生活習慣當中，深受飲食影響的疾病，其關鍵就在於醣類的攝取。

「我接受健檢時沒發現有糖尿病，所以不用擔心。」

如果你有這種想法，就太掉以輕心了。

雖然一般在接受健康檢查時，都會測量空腹時的血糖值，但當中有的人會在飯後兩到三小時血糖值飆升，引發飯後高血糖的現象。可說是所謂的「糖尿病前期患者」，而如果每次飯後血糖值就會飆升，可能還來不及診斷出糖尿病，就先引發動脈硬化的症狀。所以，有過度攝取含醣類食物傾向的人，必須特別當心。近年來，對於包含前期患者的糖尿病病患，越來越多醫生會提出限制醣類的建議。不過，葡萄糖是大腦的唯一熱量來源，嚴格限制葡萄糖的攝取量不會出問題嗎？

事實上，根據近年來的研究，已得知因為限制攝取如碳水化合物等醣類食物，導致葡萄糖不足時，肝臟在分解脂肪酸之際，會產生名爲「酮體」的物質，而這個物質會成爲大腦的熱量來源。

不過，請大家要特別留意一點。畢竟少攝取了醣類，如果沒有充分補充脂肪或蛋白質，身體將會變得熱量不足，而出現倦怠感或頭暈等明顯症狀。

☑ 比醣類更優秀的「酮體」會供應熱量給大腦。

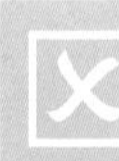限制醣類是指少吃米飯和甜食。

「美食就是一堆脂肪和糖分。」

如這句廣告詞所說，白飯、麵類、麵包、糕點等醣類食物好吃極了，也會帶來飽足感。

不過，吃太多醣類食物會造成內臟脂肪囤積，身體將無法對胰島素產生反應，變成帶有「胰島素抗性」的體質。這樣的狀況會造成前面提到的「飯後高血糖」，反覆多次後就會引發「胰島素分泌不足」的現象，進而導致糖尿病（第二型）發病。另外，當醣類沒能完全轉爲熱量被消耗掉時，部分醣類會轉換爲內臟脂肪囤積，肥胖問題也隨之出現。

話雖如此，但也不能完全拒絕攝取醣類。

碳水化合物、脂肪、蛋白質是人體所需的三大營養素，醣類是從當中的碳水化合物去除膳食纖維而得。如果攝取過量，醣類會在體內搗蛋，但如果少了它，又會讓人很頭痛。

另外，也有研究結果指出，限制醣類「容易復胖」。舉個例子好了，如果在迴轉壽司店看見美味壽司在眼前繞來繞去，總會忍不住伸出手。除非是自制力超強的人，否則碳水化合物的誘惑難以抵擋。

在這裡，我想跟大家推薦一個我本身每天執行的方法，只需要減少主食和甜食的分量，做起來輕鬆，也不會累積壓力。

如果是吃義大利料理，「不吃披薩和義大利麵」，只享用肉類、魚類、蔬菜料理。如果是吃法國料理，「不吃麵包」，其他每道料理都可以盡情享用。在家裡吃晚餐時，多吃菜、少吃飯。別小看這些細節，光是這麼做，就可以避免攝取過量的醣類。

☑ 只需要減少主食的分量，即可有效預防糖尿病。

「含醣較多的食材」及「含醣較少的食材」

【含醣較多的食物】

主食

米飯、年糕、麵包、麵類

配菜

調味罐頭、海鮮煉製品、冬粉、海苔醬

蔬菜

薯類、豆類、南瓜、蓮藕、玉米

調味料

醬汁類、番茄醬、白味噌、酸橘醋、白糖、蜂蜜、酒糟、葛粉、太白粉

甜點

含糖優格、水果、水果乾、糖果

飲料

牛奶、果汁、日本清酒、啤酒、軟性飲料

【含醣較少的食物】

配菜

肉類、海鮮類、乳酪、蒟蒻

蔬菜

黃綠色蔬菜、菇類、大豆製品、海藻類

調味料

醬油、美乃滋、紅味噌、辛辣類、醋、味醂

甜點

無糖優格

飲料

燒酒、威士忌、白蘭地、伏特加、葡萄酒、咖啡

不足的現象，請大家記得提醒自己每天至少攝取一小湯匙的量。同時，也要盡量避免攝取飽和脂肪酸，或屬於多元不飽和脂肪酸中的 n-6 脂肪酸（亞油酸）的沙拉油。

最近流行的椰子油雖屬於「飽和脂肪酸」，但又稱為「中鏈飽和脂肪酸」，其最大特徵在於容易吸收，可在肝臟內迅速代謝並產生酮體，而難以囤積在體內。

因此，特別是針對限制醣類的人，就補充熱量這點來說，椰子油可說是最佳幫手。另外，椰子油可發揮使脂肪不易囤積的作用，所以可期待達到減肥的效果。

不過，如果是攝取足夠肉類和醣類的人在三餐裡再添加椰子油，就會變得攝取過多卡路里。不僅是椰子油，其他油脂也一樣，千萬不能因為有益健康，就吃太多核桃和杏仁，或是不管吃什麼都要淋上大量的亞麻仁油。

有益健康的油脂能不能發揮效果，全看你怎麼利用！

對身體好的「脂肪」

除了注意醣類的攝取之外，「脂肪」也是造成肥胖的原因，也就是要注意油脂的攝取。

不過，脂肪是三大營養素之一，也是構成荷爾蒙和細胞膜的原料，所以不能像醣類一樣完全斷絕攝取。

重要的是，挑選應該積極攝取的脂肪。

食物中所含的脂肪可大致分為「飽和脂肪酸」以及「不飽和脂肪酸」兩種。前者多包含在牛肉、豬肉、雞肉等肉類食物裡，其特徵是在常溫下會固化。後者則多包含在海鮮或植物油等食物裡，在常溫下會呈現液體狀。

不飽和脂肪酸又可細分為「單元不飽和脂肪酸」以及「多元不飽和脂肪酸」。「多元不飽和脂肪酸」中的「n-3脂肪酸」（α-亞麻酸）即是應該積極攝取的脂肪，包括魚油、亞麻仁油、青紫蘇油、紫蘇油、核桃等。

屬於n-3脂肪酸的油會在體內轉換為EPA（二十碳五烯酸）或DHA（二十二碳六烯酸），尤其是EPA會被血管內皮細胞吸收，不僅可預防血栓生成、抑制發炎、穩定動脈硬化所形成的動脈瘤，還能夠抑制血壓上升，甚至改善紅血球功能以及脂肪代謝等等，可說是好處多多。

以現代人的飲食生活來說，很容易發生n-3脂肪酸攝取

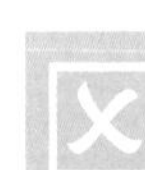

只要有運動習慣，吃很多白飯（醣類）也沒關係。

對胰臟而言，這麼做其實是很大的困擾。

運動會消耗熱量，所以不需要胰島素的幫忙即可吸收糖分。然而，如果因爲這樣就放心大口吃飯，甚至「吃甜點犒賞自己」，會害得胰臟必須比平常更加努力分泌胰島素來降低血糖，最後導致累垮。

另外，年輕時習慣卯起來運動，也卯起來吃東西的人，如果現在變得不再運動卻仍然進食過度的話，也要特別當心。「在家裡持之以恆地做，即可輕鬆達到有氧運動的效果」，才是預防糖尿病的重點所在。

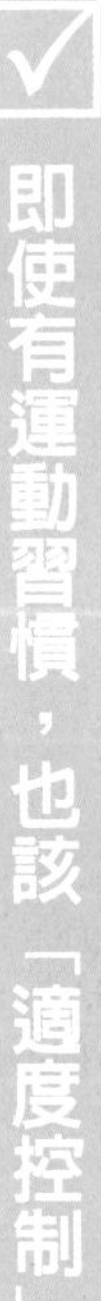

即使有運動習慣，也該「適度控制」醣類的攝取。

後悔晚餐吃太多了嗎？
不用怕！「殭屍體操」幫你消耗熱量！

晚餐總容易攝取過量的醣類，如果養成吃完晚餐 30 分鐘後做有氧運動加輕度肌肉運動的習慣，可有效預防糖尿病並解決肥胖問題。「殭屍體操」可以促進基礎代謝並消耗內臟脂肪，不小心吃太多也來得及後悔！

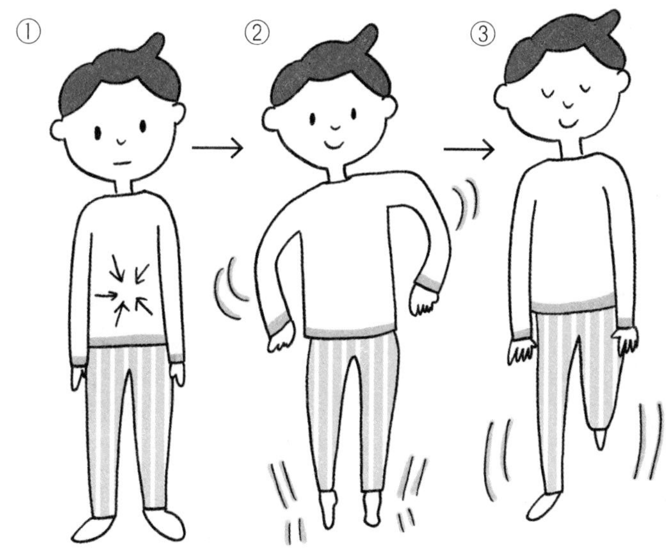

① 雙腳直立，用力縮小腹，放鬆肩膀和手臂的力量。

② 原地踮腳尖持續跳 1 分鐘。雙手配合肩膀的動作一起甩動。

③ 緩慢踏步 15 秒，進行緩和運動。

三餐飯後反覆進行①～③的動作三趟。

長期臥床／運動障礙症候群

不要以為這是高齡者的專利！

年輕人也可能面對這種恐懼！

☒ 長期臥床是「高齡者」的專利。

說到會導致「長期臥床」的疾病，包括失智症、腦中風、骨質疏鬆等等，尤其是對年輕世代來說，想必會覺得那是「遙遠未來、跟自己無關的事」。

不過，大家或許不知道，從年輕人到高齡者，其實都有可能出現導致長期臥床的症狀。

那就是運動障礙症候群（Locomotive Syndrome）。

促使身體動作的運動器官發生障礙，而出現難以「站立」、「坐下」等症狀，進而導致長期臥床，這些症狀總稱爲運動障礙症候群。①年齡增長和運動不足所伴隨的肌力衰退、②肌力衰退所導致的平衡感衰退、③骨骼和關節的疾病；一般認爲運動障礙症候群有這三大起因，而骨質疏鬆症或膝關節炎也是運動障礙症候群之一。

不過，有一種概念是把焦點放在肌力衰退上，稱爲「肌肉減少症」。

肌肉減少症多發生於隨著年齡增加而肌肉量減少的高齡者，如果症狀惡化，就會因爲肌力衰退而跌倒骨折，增加長期臥床的風險。不過，即使是三十幾歲或四十幾歲的人，如果持續過著不健康的生活，像是久坐不動、不想變蘿蔔腿而不運動、爲了減肥而只吃缺乏營養的食物等等，也極可能因爲蛋白質不足（營養不足）加上運動不足而導致肌肉衰退，最後引發肌肉減少症。

在這樣的狀態下，如果再加上「肥胖」這個危險要素，就會變成肌少性肥胖症。因爲不運動，所以肌肉漸漸被脂肪置換，儘管體內到處囤積著脂肪，從外表或體重卻看不出變化，這就是肌少性肥胖症看不見的可怕之處。

一旦得了肌少性肥胖症，運動機能就會下滑，使得運動器官無法動作，最後連骨骼也變得脆弱，進而導致高血壓等動脈硬化類疾病，以及因骨折或跌倒而長期臥床的雙重風險大大提升。到時候就等著必須接受雙重折磨、三重折磨的痛苦生活。

不過，如果反過來思考，只要保有良好的飲食習慣，同時避免運動不足的生活，肌肉量就不會減少，也不用擔心得到運動障礙症候群而必須長期臥床。

既然這樣，就從今天開始養成從事特別運動的習慣吧！如果抱著這樣的想法，往往難以實際付諸行動，也會無法持之以恆。所以，大家可以先從日常生活中開始做起，隨時提醒自己勤勞動作身體。

從事文書工作的人，可以試著時而離開辦公桌在屋內走動，或是比平常更頻繁做家事、走路時拉大步伐等等。光是這些小改變，一天的運動量也會有很大的變化。

☑ **一旦肌力衰退，即使年輕人也會跌倒，最後極可能必須長期臥床！**

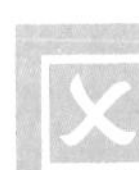

只要有散步習慣，就不會得到運動障礙症候群或長期臥床。

這樣的說法並非百分之百錯誤。不過，因爲行走、站立、坐下等動作都必須使用到下半身的肌肉，所以爲了預防長期臥床或運動障礙症候群，鍛鍊下半身的肌肉非常重要。

當中尤其以鍛鍊「股四頭肌」、「腰大肌」、「髂腰肌」等大塊肌肉最有效，而最先想到的運動就是「深蹲」。

不過，對深蹲姿勢有錯誤認知的人意外地多，尤其是腰部、膝蓋感到疼痛的人要做到深蹲動作的正確姿勢，也可能會有困難。

在這裡我想推薦給大家在鍛鍊下半身肌肉的同時，也可促進血液循環的有氧運動——「邊看電視邊做的五分鐘體操」。這個體操隨時隨地都可輕鬆做到，請大家務必讓它變成一種生活習慣。

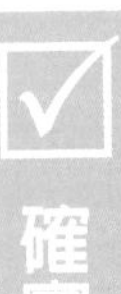

確實鍛鍊下半身肌肉很重要。

邊看電視邊做的五分鐘體操

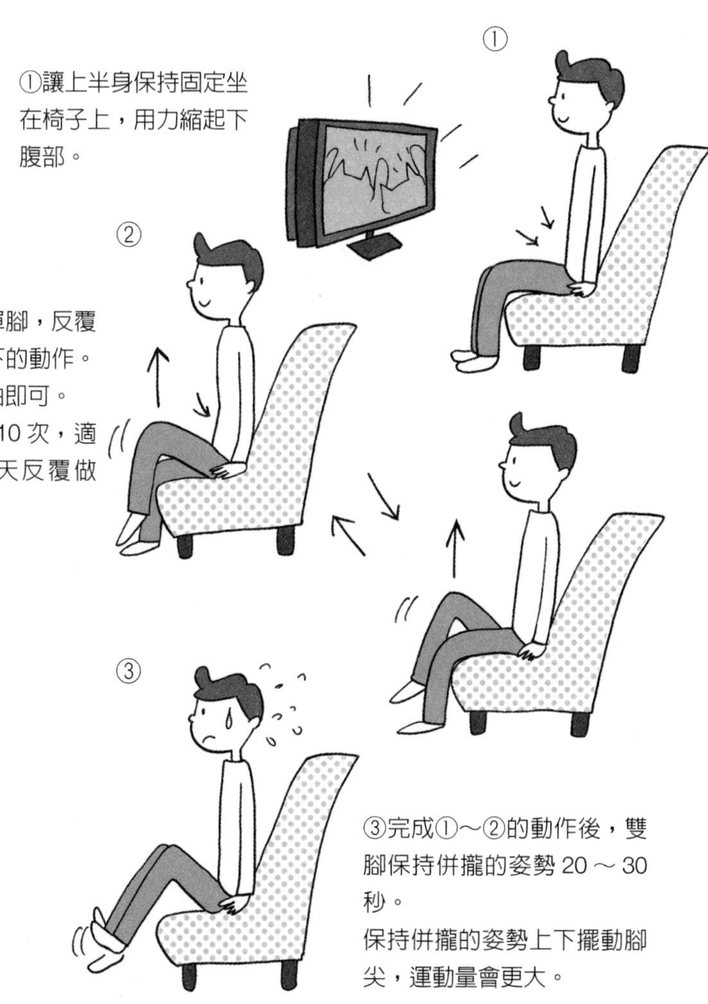

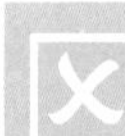

服用「輕量的安眠藥」不會導致長期臥床。

據說有約七成的高齡者以「睡不好」為由，經常服用精神鎮定劑。像這樣服用安眠藥有可能就是導致「癡呆」的原因。對於這個說法，目前贊成、反對的意見各半，但各領域的研究者皆提出一個共同論點，也就是「日常性服用安眠藥者會增高長期臥床的機率」。

為什麼會這麼說呢？原因是服用安眠藥有可能釀成「跌倒意外」。尤其是高齡者的代謝能力變差，如果在睡前服用安眠藥，不論劑量再輕，藥效和睡意還是會持續到白天。這麼一來，「判斷能力」就會變得遲鈍，即使在只有五毫米高低差、平常根本不會跌倒的地方，也可能不小心跌倒，從骨折變成長期臥床。

對高齡者而言，要說「跌倒」是讓他們陷入長期臥床生活的「殺手」一點也不為過。比起因為服用安眠藥而被迫陷入長期臥床的生活，半夜裡多次醒來根本是微不足道的小事——基於這樣的想法，除非情況特殊，否則我從幾年前就開始盡量避免開立輕量安眠藥的處方箋。

在「睡眠障礙」的章節我會再詳加說明，但在這裡先告訴大家，長期服用安眠藥，即使劑量很輕，也會產生「依賴性」，大部分的人在白天時間也會一副雙眼無神的模樣。不過，如果毅然決然地停止服用，即使半夜裡多次醒來，白天時間也會精神抖擻，雙眼變得炯炯有神。

這個「眼神會發光」的感覺，可以避免因跌倒骨折導致長期臥床的事態發生，所以當然要戒掉安眠藥！

☑ **服用「輕量的安眠藥」也可能因跌倒骨折導致長期臥床。**

中暑

不論戶外或室內都可能中暑！
太小看中暑，有可能致死。

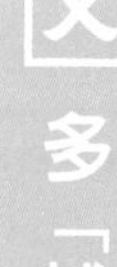 多「補充水分」就不會中暑。

所謂中暑，是指在高溫、潮濕、高日曬量的環境下，體內的產熱和散熱失去平衡的狀態。中暑會出現各種症狀，像是身體無法調解體溫，或因為流太多汗而導致體內的水分和礦物質流失。

輕微中暑不僅會覺得頭暈、暈眩、頭痛、噁心，也會出現近似肌肉痠痛、抽筋、肩膀緊繃的症狀。如果是中度中暑，會因爲水分大量流失而導致體液和血液不足，脈搏和血壓隨之下降，開始出現強烈的疲勞感或噁心等症狀。若脫水症狀繼續惡化下去，成了重度中暑，甚至可能引發痙攣、意識障礙、器官衰竭。這麼一來，恐怕連性命也將受到威脅。

避免中暑的好方法在於「補充水分」。脫水症狀在初期階段時，大多不太會感覺到口渴，如果想要預防中暑，重點就是「在口渴前多多補充水分」。

不過，不是只要喝水就好。尤其是在夏天，體內隨著流汗也會流失礦物質，所以補充水分的同時，也必須補充礦物質。

市面上所販賣的「口服電解質液」均衡調配了水分和鹽分，會是最佳的選擇。含有礦物質的麥茶或蕎麥茶也很適合飲用。雖然運動飲料也是不錯的選擇，但請別忘了運動飲料所含的糖分高於鹽分。

另外，因爲不開冷氣而引發的「省電中暑」也成爲近來大家關心的話題。建議大家在室內時多花一些心思，像是記得補充水分、勤於開窗通風換氣、開冷氣但設定在二十六～二十八度，或是拉上窗簾避免陽光直接照射等等。

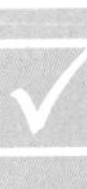

預防中暑不僅要補充水分，也要補充礦物質。

第二章

潛藏生活中的恐怖疾病之15個健康常識

感冒／流行性感冒

錯誤百出的

「藥物」、「養生」、「疫苗」認知。

✕ 感冒時吃「感冒藥」，很快就會痊癒。

感冒不是一種疾病，而是發生在鼻喉的急性發炎現象之總稱。

話雖如此，但也絕不能輕忽感冒。

舉例來說，氣喘或糖尿病的病患有可能因爲得了感冒，而使病情惡化。若是高齡者，甚至有可能因爲感冒造成的二次感染，而併發肺炎或支氣管炎等危及性命的疾病。

如果能夠不感冒當然是最好的，但萬一感冒了，大家會怎麼辦呢？

「去看醫生拿感冒藥，然後吃藥乖乖休息。」

絕大部分的人應該都會給這樣的答案吧。

然而，很遺憾地，這樣的應付方式治不好感冒。原因是世上沒有可以治癒感冒的感冒藥。

醫生一般會開立的感冒藥可大致分爲四類，包括解熱鎮痛藥（幫助退燒並緩和喉嚨、關節或肌肉的疼痛感）、鎮咳化痰藥（幫助止咳並去痰）、抗過敏藥（幫助止住噴嚏或鼻水）、綜合感冒藥（調配上述三種藥物的藥）。因此，服用感冒藥後，可暫時緩和咳嗽、流鼻水、發燒等不適症狀。

不過，多數人認爲抗生素才是感冒的特效藥。

然而，有百分之九十八的感冒是病毒感染所引起，如果想要根治，必須服用可消滅構成原因之病毒的藥物才行。

目前被視爲感冒病菌的病毒多達三百多種，包含流行性感冒等部分病毒在內，多數除了服用有效之抗病毒藥物之外，沒有其他可治療感冒的藥物。

那麼，爲什麼感冒去看醫生時，醫生會開立抗生素的處方呢？

事實上，那是爲了避免病患因爲感冒導致細菌感染而引發肺炎時，被責怪沒有確實診斷出肺炎。也就是說，醫生開立對感冒無效的抗生素處方，是爲了保有「醫院做了妥善處置」的證據。甚至還有醫生習慣像在送伴手禮似的，讓病患帶抗生素回家。

重點就是，感冒本來就會自然痊癒。醫生給藥只是一種對症療法，好讓病患的不適症狀多少獲得減緩。

「醫生想要靠賣藥來賺錢，所以會開很多藥。」

坊間似乎也會傳出這樣的謠言，但這是錯誤的認知。現在幾乎很少有可以在醫院內直接領藥的「院內處方」，所以靠賣藥來賺錢的會是藥局。

另外，感冒藥，尤其是被稱爲綜合感冒藥的感冒藥含有刺激胃部，以及容易引起嗜睡、暈眩、便祕等副作用的成分。雖然副作用的表現會因人而異，但如果是高齡者，有可能出現強烈的副作用，導致因爲睡意或暈眩而跌倒骨折，最後長期臥床。請大家在服用之前，務必三思。

☑ 感冒時不是吃感冒藥就會痊癒。

✕ 抗生素或退燒藥是感冒的特效藥。

在這裡跟大家說明一下何謂抗生素。

抗生素的作用，其實只是當我們體內的白血球在對抗細菌時，可以提供輔助力量而已。

很明顯地，對於起因有百分之九十八是病毒引起的感冒，就算投以對細菌有效的抗生素，也根本無法改善症狀。不僅如此，還甚至無法預防二次感染。病毒和細菌不論在性質、作用或大小上，都截然不同，所以根本不可能靠抗生素來減弱感冒病毒的威力或消滅病毒。這就好像是聽到有人家裡鬧鬼，就讓那個人拿把刀子回家防身的意思一樣。

除此之外，抗生素若使用過度，也會造成細菌出現「抗藥性」的危險。這麼做會讓抗生素起不了作用的「抗藥性細菌」越來越多，甚至有可能導致院內感染等不同風險。

既然這樣，爲什麼還會有醫生開立抗生素給感冒病患呢？如前面所說，在日本有很多醫生對於傳染病和抗生素的使用方法仍有學習不足之處。雖然感到遺憾，但這是不可否認的事實。

除了抗生素之外，認爲退燒藥是特效藥當然也是錯誤謠言。體內的免疫力因爲發燒而提升後，可減弱感冒病毒的威力，進而消滅病毒。這時如果服下退燒藥，會在比賽還沒結束就進入中場休息，反而樂壞了病毒。

那麼，感冒的時候要怎麼應付才好呢？

如果只是普通感冒，交給身體的免疫功能去處理，讓感冒自然痊癒會是最好的做法。爲了讓免疫功能充分發揮作用，休息、補充營養，以及讓身體發燒到最高點最重要。身體因爲發燒而排汗後，熱度就會開始明顯下降，也會消滅病毒。不過，如果是流行性感冒，很容易惡化成重症，所以必須儘早就醫才好。

幫助身體消滅病毒的發燒現象不會因爲穿厚衣服硬是讓身體冒汗就因此退燒。不過，添加在「葛根湯」或「麻黃湯」裡的「麻黃」中藥成分具有提升體溫、促進排汗的功效，感冒後過了一到兩天，當身體發冷、關節疼痛卻還沒有冒汗時，服用麻黃可發揮良效。

不過，並非只要感冒就適合服用麻黃湯。如果是體質虛弱、腸胃狀況不好的人，或者是已經發燒冒汗的人，就無法發揮太大的效果。請大家在服用前，先向中醫師或藥劑師諮詢。

☑ 治療感冒不需要抗生素，也不需要退燒藥。

✕ 流感疫苗沒效，不接種也沒關係。

即使打了流感疫苗，也無法完全預防流行性感冒的傳染。原因是流行性感冒有各種各樣的病毒，並且擁有可不斷進化的特性。

因此，假設今年打預防針的病毒和實際流行的病毒不同，疫苗就會變成「零」效果。世界衛生組織爲了防止這般事態發生，不斷嘗試在事前掌握可能在全世界流行的病毒，但實際要做到卻相當困難。

不過，並不能因爲這樣就認爲不需要打預防針。當不小心得了流行性感冒時，如果預先打了預防針，便能夠抑制症狀惡化，預防惡化成重症，也可達到降低死亡率的效果。

當中尤其是六十五歲以上的高齡者、孕婦、患有慢性肺病、心臟疾病、腎臟病、糖尿病，這些族群若得了流行性感冒，將大大提升惡化成重症的危險性，甚至有可能嚴重致死。因此，還是應該積極打預防針比較好。

「流感疫苗對身體有害！」「醫生是爲了賺錢才幫人打流感疫苗！」這些傳言近來繪聲繪影，讓大家深信不疑，不接受預防接種的人也似乎越來越多。

不過，請大家重新思考一下。萬一你變成了傳染源，把流行性感冒傳染給高齡者或孕婦，將會間接性地讓對方的性命暴露在危險之下。

身爲社會的一份子，我認爲大家都有責任必須接受流感疫苗的接種。

☑ **不論是為自己或為他人著想，都應該接受預防接種。**

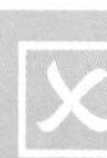

市面上販賣的漱口水或消毒劑比較能夠預防傳染。

爲了避免被傳染感冒或流行性感冒，最重要的好習慣就是「漱口」和「洗手」。

在漱口方面，比起使用含碘的漱口水，「以清水漱口」的單純做法會更有效。洗手也是單純使用肥皂，把指縫之間也清洗乾淨才有效。

這麼做的原因是含碘的漱口水，或是酒精殺菌液等消毒劑很可能殺死身體所需的細菌，而且溶劑的濃度必須相當高，才發揮得了作用。另外，說到用於手部的消毒劑，如果沒有洗手，就算在沾滿雜菌的雙手噴灑再多消毒劑，也不可能把細菌殺個精光。只要確實做到用清水漱口、用肥皂洗手的動作，即可充分達到預防的效果。

☑「清水漱口」和「肥皂洗手」最安全也最有效。

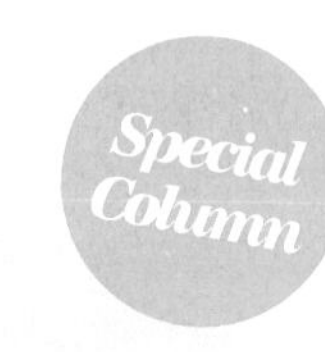

諾羅病毒擊退法

除了流行性感冒之外，也要特別留意「諾羅病毒」的感染。諾羅病毒是一種只會感染給人類，並在腸內增生而引起腹瀉或嘔吐等症狀的病毒。其傳染途徑幾乎是經口傳染，除了不小心吃到被諾羅病毒感染的食物，也可能因為糞便或嘔吐物而感染。

諾羅病毒大多是以手指為媒介，所以預防感染的基本動作就是「洗手」。飯前、如廁後、烹煮料理前後、輔助受看護者排泄後、清理糞便或嘔吐物後，都必須洗手。洗手時不能只洗掌心，必須用肥皂確實清洗手臂、指尖和指縫。肥皂本身並沒有預防諾羅病毒感染的效果，但藉由把沾在手指上的油脂汙垢清除乾淨，手指上的病毒會變得容易剝落。

還有一個重點，受到諾羅病毒感染的嘔吐物若沾到衣服、地板、扶手或門把等手指會直接碰觸的地方，即使利用含酒精類的殺菌液或濕紙巾擦拭乾淨，也毫無消毒效果。

放入半瓶水
500 毫升
寶特瓶
倒入 2 瓶蓋
（10 毫升）
的
漂白水
加水
至 500 毫升

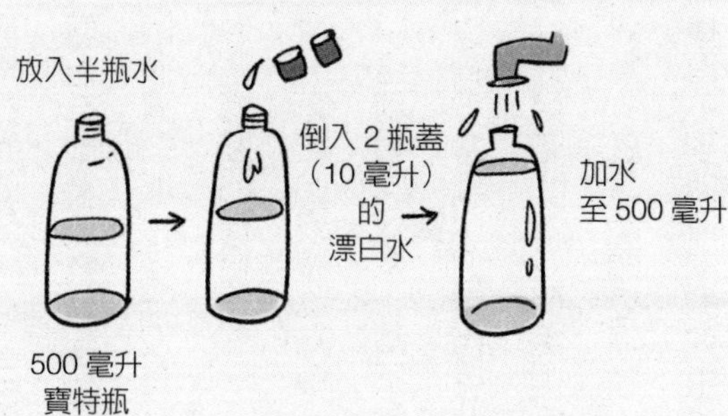

其實只要使用「家用含氯漂白水加水」，即可簡單製作出最有效的消毒劑。

如果想要消毒地板、衣服或廁所，只要在五百毫升的寶特瓶裡先裝一半的水，再倒進兩瓶蓋的漂白水（十毫升），最後加水至滿五百毫升的容量即可。如果是要消毒雙手會直接碰觸的地方或玩具等物品，則是在兩公升容量的寶特瓶裡同樣倒進兩瓶蓋的漂白水（十毫升），再加水至滿兩公升的容量。

想要讓諾羅病毒失去傳染力，稀釋過的漂白水的除菌威力遠遠超過酒精。

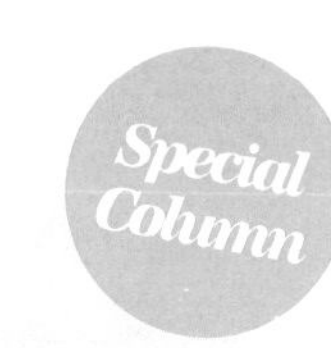

民俗療法可以治感冒？

感冒時不習慣吃藥物的人，經常會說出各式各樣的「民俗療法」。最常聽到的是，從以前即經常被提起的「把整根蔥纏在脖子上」的方法。蔥含有散發刺鼻氣味的「大蒜素」成分，鼻塞現象或許會因此多少獲得減緩，但很遺憾地，蔥既沒有抗發炎功效，也沒有解熱功效。當中有些人甚至會說「把蔥塞進肛門裡很有效」，但這種說法更是荒謬。不過，在味噌湯裡加蔥喝進肚子裡，有助於讓體溫升溫，也能夠促進排汗，所以值得推薦。同樣地，加生薑也可以達到相同效果。請不要把蔥拿來纏脖子或塞肛門，用吃的才有效。

也有人會說「把醃梅子貼在太陽穴上對感冒有效」，但醃梅子其實就是傳統版的「退熱貼」、「保冷劑」。不過，不論是傳統或現代的退熱貼，全都沒有退燒的效果。就算額頭變涼了，也不可能退燒，設法讓腋下、頸部、鼠蹊部降溫，也同樣得不到期待中的效果。如果一定要說有什麼幫助，我想應該只有「冰冰涼涼的感覺很舒服」而已。

所謂的發燒現象，是大腦的下視丘決定要不要發燒，而身體不過是照著指示行事罷了。冰冰涼涼的東西貼在身上，如果覺得舒服就罷了，但如果覺得不舒服，也沒必要硬是要讓身體降溫。

另外，也有人因為想要退燒，所以泡熱水澡逼汗，或蓋上好幾層棉被、毯子讓自己流汗。身體退燒時就會流汗，所以這並不全然是錯誤的做法。不過，也有可能因為身體虛弱而昏倒在浴缸裡，或是在棉被裡陷入脫水狀態。感冒時如要泡澡，應該在補充水分後泡一下就好，然後躺在被窩裡好好休息才是最好的做法。不需要硬逼自己流汗，只要過了一段時間，身體自然會開始冒汗，並且漸漸退燒。

肺炎

濫用「抗生素」

讓肺炎變得更嚴重。

✕ 不一定要打肺炎鏈球菌的預防疫苗。

「肺炎」是繼癌症、心臟病、腦中風之後，在日本人死因之中排名第四的疾病。所謂肺炎，是指引發細菌性或病毒性疾病的微生物（病原微生物）侵入肺部造成感染，而引起肺部發炎的狀態。另外，化學物質的刺激或過敏反應也可能引起肺炎。

幾乎所有微生物都會隨著空氣進到我們的體內，但一般來說，身體本身具備的「防禦系統」會自動啟動，幫忙消除微生物。然而，當體力或抵抗力因爲某種原因而衰退時，微生物的傳染力就會勝過身體的防禦力，導致肺炎發作。

成爲肺炎原因的「病原微生物」可大致分爲三種。第一種是因肺炎鏈球菌、流感嗜血桿菌、金黃色葡萄球菌而引起的「細菌性肺炎」，第二種是因黴漿菌或披衣菌等不同於一般細菌的微生物而引起的「非典型肺炎」，最後一種是因流感病毒、麻疹病毒、水痘病毒等各種病毒而引起的「病毒性肺炎」。

這些成爲肺炎原因的微生物當中，在過去多數只要使用抗生素即可迅速消滅，但最近變得沒那麼好應付了。

為什麼會變成這樣呢？在這當中，抗生素的存在也有著極大的關係。前面在提到感冒、流行性感冒的章節裡，也說過抗生素的濫用會導致抗生素起不了作用的「抗藥性細菌」增生，而因為這個抗藥性細菌逐年不斷進化，而使抗生素殺不死肺炎的病原菌。想要利用抗生素殺死細菌卻生出另一種細菌，真是賠了夫人又折兵。

除此之外，依服用抗生素的方式不同，還可能增強抗藥性細菌的威力。

「一定要確實照天數把藥吃完喔！」每個人在醫院領取抗生素藥物時，肯定都被這麼叮嚀過。院方會這麼叮嚀，是因為如果服用一到兩天後覺得病情好轉便停止服用的話，將無法徹底消滅細菌。未被消滅的細菌會記住抗生素的特徵存活下來，最後生成另一個新的抗藥性細菌。

尤其是受到會伴隨流行性感冒或感冒症狀的鏈球菌感染、黴漿菌感染時，更應該照著醫生開的抗病毒藥物或抗生素的療程天數，確實服用完畢。

如上述，現今要利用抗生素治療肺炎變得困難，肺炎也變成棘手的疾病之一。正因爲如此，特別是六十五歲以上的高齡者更應該打「肺炎鏈球菌疫苗」來增加自我免疫力，進而預防感染。

☑過了六十五歲就必須接受肺炎鏈球菌疫苗的接種！

泌尿疾病

小看頻尿的現象
有可能會暴斃?!

✕ 夜間多次起床小便是因為年紀大了。

一般來說，大家在白天會去上廁所的次數爲五～七次，夜間則是零次才正常。如果以這個定義來看，白天小便的次數若超過八次就是「頻尿」，夜間小便的次數若超過一次，就是「夜間頻尿」。

多數人認爲隨著年齡增加，就會變得頻尿，但這是錯誤的想法。尤其是夜間上廁所次數變多的人，如果認爲是「年紀關係」而置之不理，會很危險。原因是其背後或許藏著「心臟衰竭」的可能性。

夜間頻尿的原因多是因爲「小腿浮腫」，但這樣的事實並不爲人所知，而小腿浮腫多跟心臟衰竭、腎臟疾病、甲狀腺疾病或糖尿病等疾病有關。即使平常就有小腿浮腫的現象，也很容易被認定是「因爲工作上必須久站」或「因爲太累了」，尤其是女性更有這樣的傾向。

如果不理會浮腫現象就這麼上床睡覺，造成浮腫的水分會藉由小腿的血管流過靜脈或淋巴腺，回到心臟去。接下來，水分爲通過動脈流入腎臟，進而形成尿液。小腿浮腫就像小腿裡有一只水壺，在入睡中倒水給心臟喝。這麼一來，身體就會不斷把多餘的水分轉換成尿液。也就是說，造成小腿浮腫的水分最終會化爲尿液排出。

這陣子半夜裡去小便的次數變多——遇到這種狀況時，如果草率認定「應該是攝護腺肥大造成」或「應該是過動性膀胱」，很可能會因爲忽略了「心臟衰竭的徵兆」，而慢慢走向死亡之路。

即使健檢時沒被診斷出心臟有毛病，也可能罹患心臟衰竭。舉例來說，感冒也可能是造成心臟衰竭的原因。除此之外，也可能是因爲高血壓在不知不覺中損及心臟而造成心臟衰竭，或是因爲負責拉住心臟閥門的繩子斷裂，而引發瓣膜性疾病。還有另一種可能性，也就是不久前還以爲是感冒的症狀，但其實是感冒病毒侵入心臟，引發導致心臟功能衰退的「心肌炎」。

另外，有小腿浮腫且容易夜間頻尿的人，很多例子可能是背後藏著糖尿病。一旦得了糖尿病，血流的滲透壓會因爲糖分而升高，開始出現口渴的現象。口渴就會喝很多水，導致尿量增加，小便的次數也跟著變多。

一路這樣說明下來，相信大家都已了解夜間頻尿的背後，意外藏著可怕的疾病。

☑ 夜間小便可能是因為心臟衰竭或糖尿病。

☒ **年紀大了就是會因為頻尿而導致攝護腺肥大。**

男性有頻尿或尿失禁的現象，原因多出在「攝護腺肥大」。

雖然目前尚未解明原因，但已得知是包含男性荷爾蒙的性激素會隨著邁入中老年而起變化。也就是說，發作率會隨著年紀增加而提高，這是肯定的事實。不過，如果因爲這樣就以一句「沒辦法」而置之不理，會很危險。

爲什麼說有危險呢？因爲有不少案例本以爲是攝護腺肥大才頻尿，結果卻是得了攝護腺癌。

近來有一種名爲「血清ＰＳＡ」的腫瘤標記檢查，據說對於早期發現攝護腺癌相當有幫助。當發覺小便次數變多的時候，建議大家儘早接受檢查。

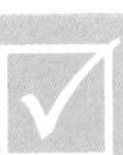

男性頻尿可能潛藏著攝護腺癌的危險性。

✗ 有泌尿道結石的人不要攝取鈣質比較好。

尿液裡增加太多草酸（富含於菠菜等蔬菜）和鈣質互相結合，跟著在腎臟內化爲結晶體，就是伴隨劇烈疼痛感的「泌尿道結石」。

因此，只要得過一次結石，就容易因爲害怕疼痛而產生一種心態，認爲「不要攝取鈣質免得變成結石」。然而，這麼做卻會有反效果。如果平常攝取足夠的鈣質，草酸會在被吸收之前在腸道裡和鈣質結合，並直接與糞便一起排出。

爲了預防泌尿道結石，反而應該積極攝取富含鈣質的食材比較好。

✓ 三餐攝取足夠的鈣質可預防結石。

睡眠障礙

人生有三分之一的時間在睡覺，
更應該有正確的知識。

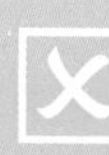

打鼾是因為太疲累，不用理會也沒關係。

身體疲憊時，肌肉會變得鬆弛，所以容易打鼾。因此，大部分的人即使聽見另一半在枕邊打鼾，也多會以一句「他（她）太累了」而忽略過。

然而，打鼾有可能是某疾病的徵兆。

這個疾病就是「睡眠呼吸中止症」。近來在電視節目或雜誌上也經常看得到相關介紹，所以很多人都聽過這個病名。

所謂睡眠呼吸中止症，是指上呼吸道在睡眠中完全阻塞，而導致呼吸中止的症狀。一般會說肥胖男性或下顎較小的人比較容易因爲呼吸道阻塞而引發睡眠呼吸中止症，但也有人是因爲呼吸中樞出現障礙而停止呼吸運動，後者也容易發生在身材纖瘦的女性或孩童的身上。

這個疾病的可怕在於一旦惡化成重症，可能會併發高血壓、心臟病、糖尿病，或導致腦中風。因此，如何儘早發現並加以改善非常重要。然而，對於「停止打鼾後，隨著大口呼吸的動作再次打鼾」、「停止呼吸」、「呼吸不順」或「嗆咳」等在睡眠中會出現的明顯症狀，別說是獨居者，即使是有伴侶的人也難以有所察覺。就算察覺到枕邊人在打鼾，也不可能整晚互相聆聽鼾聲，甚至有夫妻倆一起打鼾，而彼此毫無察覺的狀況。另外，大部分的男性一鑽進被窩就倒頭呼呼大睡，所以比起丈夫，比較不易察覺妻子打鼾或停止呼吸的狀況。

不過，在「起床後」以及「清醒時（白天）」，也有很多可以看出是不是睡眠呼吸中止症的關鍵點。

【起床後】

・沒有熟睡感
・醒來時不覺得神清氣爽
・頭部抽痛
・身體笨重、慵懶無力

・口渴

【清醒時（白天）】

・感覺到強烈的睡意

・精神不集中

・有倦怠感、疲憊感

如果有這些症狀，會因爲半夜裡多次醒來而容易破壞睡眠品質。這麼一來，有可能發生交感神經緊張，血壓隨之上升，導致飽食中樞和攝食中樞失控，而引起「狼吞虎嚥」、「暴飲暴食」等異常飲食行動。此現象就跟「熬夜後肚子會餓」的道理一樣。

另外，因爲白天多容易感覺到睡意，所以運動意願就會降低，導致運動不足。在這樣的狀況下，也會提高引發文明病、代謝症候群等疾病的風險，所以不能以一句「不過是打鼾而已」就置之不理。

只要白天的生活一切正常，就算每天晚上都會打鼾，也不太可能是得了睡眠呼吸中止症，所以不會有太大的問題。

不過，如果不是，就請接受專門治療睡眠障礙的睡眠門診，或接受併設於耳鼻喉科、呼吸器官內科、循環器官內科的睡眠呼吸中止症門診。相信在接受治療後，睡眠將得到改善，生活品質也會隨之提升。

打鼾有時可能是疾病的徵兆。

✕ 為了健康，每天一定要睡滿七小時。

「一天睡滿七小時，可降低心血管疾病或糖尿病的風險。」

「睡七小時可以長命百歲。」

「睡七小時最不易胖。」

「一天睡不到六小時的短時間睡眠會拉高引發高血壓或憂鬱症的風險。」

在網路上，經常可看到這些煞有其事的內容。或許是這些資訊以口傳方式散播開來，使得在意睡眠時間長短的人意外地多。

厚生勞動省在二〇一四年公布了「二〇一四年度健康睡眠指南」。從二〇〇三年開始製作健康睡眠指南後，這次相隔了十一年重新擬定內容。

除了告訴大家「應隨著年紀增加而慢慢縮短睡眠時間」、「應配合年齡和季節調整睡眠時間，以白天不會睏得受不了爲原則」、「每個人所須的睡眠時間長短不同」之外，也依照各年齡層，指出適當的睡眠時間：

・十五歲前後：八小時
・二十五歲：約七小時
・四十五歲：約六點五小時
・六十五歲：約六小時

光看這些數據，也知道「一天一定要睡七小時」的說法不能套用在所有人身上。而且，厚生勞動省所公布的內容只是一種指南，沒必要因此受約束。重要的是，找出符合自己的「睡眠節奏」。有人可能覺得睡少於七小時比較好，也有人可能覺得睡久一點比較有精神。

以睡眠來說，最重要的是入睡約三小時後，確實進入「非快速動眼睡眠」（深層睡眠）。一般來說，在那之後會不停反覆「快速動眼睡眠」（淺層睡眠）和非快速動眼睡眠，直到迎接早晨的到來。

進入一次深層睡眠後醒來↓接下來以約九十分鐘的周期反覆進行快速動眼睡眠和

非快速動眼睡眠，並在淺層睡眠時做夢→睡眠變得更淺而停止做夢醒來→在這之中又開始做夢，不知不覺中再次入睡。有一說法指出，如果在反覆上述的狀況後起床，會是「品質好的睡眠」。

也就是說，睡眠的重要性不在於「時間」，而是「品質」。

如果一直在做惡夢，即使確保了七小時的睡眠時間，身心也都無法獲得休息。既然這樣，不如短時間睡眠後醒來，還比較能夠保持腦袋清楚，對身體也比較好。

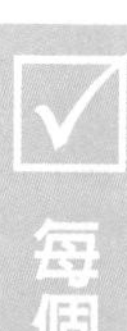

每個人需要的睡眠時間因人而異。

☒ 如果只是「輕量安眠藥」，就可以持續服用。

對於「一天要睡足七小時對身體好」的統計資料，百分之百相信的人意外地多，但其實這個錯誤認知帶來嚴重的影響。

「我沒辦法再像年輕時一樣睡那麼久，也老是在半夜裡醒來……可以請醫生開安眠藥給我嗎？」

有不少六、七十歲的病人會這樣來找我諮詢。這些病人心中的「理想睡眠狀態」是不會在半夜裡醒來，並能持續睡上六～七小時。反言之，如果睡不到六小時，還會在半夜裡醒來，往往就會認定自己得了「失眠」。

所謂失眠，是指因爲睡不著覺或睡眠很淺，而影響到隔天生活的症狀。因此，如果是多少有睡不著覺的現象，但隔天仍然可以過得快活，或是稍微睡個午覺即可恢復精神的人，就沒必要認定自己得了失眠。

我本身也會在半夜裡醒來兩次左右，但完全不會影響到隔天的生活，所以不覺得是一種痛苦。所以，我也會建議病人說：「過了六十五歲之後大概只要睡六個小時就夠了，如果醒過來，就直接起床也無妨啊！」不過，事實上，有很多人明明晚上十點上床睡到早上七點，卻說因爲會在半夜裡醒來，所以有服用鎮定劑或安眠藥的習慣。這些人當中，還有人因爲自己會在半夜裡醒來而陷入恐慌狀態。對於有這般現象的人，我建議應該再看一遍上述的「健康睡眠指南」，並改變自己的觀念。

或許大家會覺得沒必要囉嗦這麼多，但就算是劑量再輕的鎮定劑或安眠藥，只要經常服用，也會產生「依賴性」。

尤其是高齡者的代謝功能退化，所以藥效會拉長，即使到了白天，還是會感到睡意，專注力也會變差。在這樣的影響下，即使只有五毫米高低差的地方，也極可能不小心跌倒，最後演變成長期臥床（請參考「長期臥床／運動障礙症候群」的章節）。

另外，也有說法指出持續服用鎮定劑或安眠藥，可能導致失智。

老實說，直到一年前我還覺得「如果是輕量安眠藥，就算有服用習慣，反正也不會增加劑量，不如繼續服用，讓生活過得舒服安眠比較幸福」。對於六十五歲以上的病人，在開立安眠藥時也沒有太多猶豫。不過，在得知「長期臥床病例增加」的事實後，當然不能隨便給藥。在那之後，除非情況特殊，否則我都會盡量避免開立輕量安眠藥。

然而，開始請病人戒安眠藥之後，我發現重大的事實。

首先，我發現幾乎所有病人都對服用安眠藥有「依賴性」。其證據就是當我一提議：「我們不要再服用安眠藥了！」或是「減少安眠藥的用量吧！」病人就會立刻臉色大變地表現出抗拒的態度。

於是，我先請病人減少爲「一半用量」，結果有一半的病人表示「沒大礙」，一半的病人表示「反正用量減半也沒怎樣，所以要直接戒掉」。當中沒有任何一位病人表示「希望恢復成原本的用量」。

更令人驚訝的是，雖然會因爲減少藥量而在半夜裡醒來，但白天時間不會再精神不濟，大家都變得「神清氣爽」。看見病人獲得這般改善，我深深體會到「即使是輕量的安眠藥，也明顯會影響到隔天生活」的事實。

安眠藥就像零用錢一樣，只要身上有零用錢就會想用它，但如果沒有，其實也能夠忍耐。所以，只要慢慢減少用量，就能夠戒掉安眠藥。

另外，在這裡也想跟大家分享一個觀念，人體就像環保車一樣，一旦消耗能量變少，睡眠的必要性也會隨之減少。

☑ **即使是輕量安眠藥，也可能導致依賴性、長期臥床、失智。**

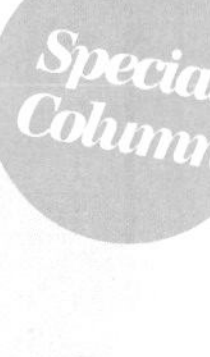

安穩入眠的訣竅

有人認為睡不著的時候「光是閉上眼睛躺著，也可以得到睡眠效果」，但其實這樣只是在休息罷了。閉著眼睛躺在床上，不耐煩地一直心想「我怎麼都睡不著」。與其這樣，不如點一盞微暗的燈，坐在沙發上靜靜度過時間，等有睡意後再上床，還來得健康許多。避免讓溫暖被窩變成「睡不著覺的苦窯」，也是幫助安眠的重點之一。

然而，「睡不著覺」的人當中，有人老愛拘泥於就寢時間。舉例來說，一個六十五歲的人只要睡「六小時」就好，反算回去的話，若要在早上六點起床，只要在晚上十二點上床即可。儘管如此，這些人還是會在晚上十點或十一點就鑽進被窩，導致有一～兩小時的時間睡不著覺。如果你是即使知道會睡不著覺，還是想要在晚上十一點上床睡覺的人，只要告訴自己要悠哉度過到十二點的一個小時，抱著輕鬆的心態鑽進被窩，就不會感受到「睡不著覺的壓力」。

另外，「午睡時間不要超過三十分鐘以上」也很重要。在晚上睡不著覺的情況下，白天總是難以抵擋睡意，但這時如果午睡超過一～兩小時，「生理時鐘」會產生錯亂，最後落得晚上又睡不著覺的下場。以我個人的經驗來說，午餐後假寐十五～二十分鐘效果最好。假寐後思緒會變得清晰，做事效率隨之提升，動作也變得俐落且身體靈活。就這樣多多活動身體之後，相信也會一夜好眠。

最不樂見的狀況是起床時間不固定，好比說以「今天是星期天，我要一次睡個飽」為由，睡到早上十點才起床。如果像這樣改變起床時間，生理時鐘就會錯亂，成為失眠症狀惡化的原因。

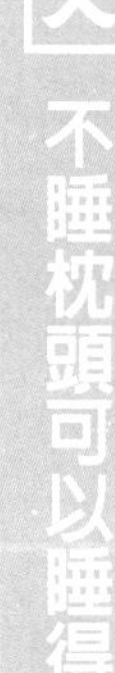

不睡枕頭可以睡得比較熟。

枕頭其實是大大影響睡眠品質的重要物品之一。

睡覺時枕頭太高、太低或不睡枕頭，都可能成為打鼾或睡眠呼吸中止症的原因，而不符身體曲線的枕頭會壓迫到神經，造成肩頸痠痛、頭痛、頸椎病等病症。

近來似乎有很多人會量身訂製屬於自己的枕頭，但其實不需要花時間和金錢，只要利用家裡有的東西，即可做出「安眠枕」。

我曾經和「十六號整形外科附設枕頭門診」的院長山田朱織醫師一起上過電視節目「健康好吃驚」（東京電視台），在這裡介紹山田院長所構思出的「安眠枕」製作方法，希望對大家有所幫助。

枕頭是幫助安眠的良伴，應該做一個高度符合自己的枕頭。

「安眠枕」製作方法

枕頭的三大要項是「硬度」、「高度」、「容不容易翻身」。

①各準備幾塊腳踏墊和厚毛巾。

②將腳踏墊和厚毛巾各摺成三折，由下往上依腳踏墊、厚毛巾的順序交互疊放。疊放時，使可掀起的那一端朝向頸部的方向。

③首先，以約同重於頭部的兩公斤重量施壓，讓枕頭疊高至六公分的高度。保持這個高度平躺其上，並確認喉嚨或頸部有無壓迫感。如果想要再增加高度，可疊放浴巾加以調整。

④調整好高度後，頭躺枕頭，雙手交叉放在胸前，並弓起膝蓋。保持這個姿勢在不施力之下左右翻身，確認肩膀和骨盆是否會同時動作，並確實做到側躺的姿勢。

⑤最後，調整至額頭、鼻子、下巴、肩頸交接處、腰部可保持在同一條線上的高度。

人們在睡覺時一個晚上會翻身二十～三十次，所以能不能輕鬆翻身也是好枕頭的必備條件。如果使用不符身體曲線的枕頭，翻身動作會變得困難，對頸部和腰部造成很大的負擔。

夫源病 妻源病

雙方都有可能
因為交互感染而致死。

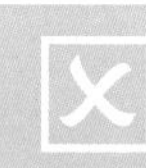

雖然人家說我有夫源病，但又不可能這樣就死掉，所以不用在意。

跟大家分享某對夫妻的故事。

丈夫長年來在所謂的黑心企業工作，遭遇過各種風波，也一直為慢性高血壓所苦。不過，自從年滿六十五歲退休後，丈夫得以從工作的壓力之中解脫，生活習慣也獲得改善，血壓值不到一年的時間竟恢復為正常值。

然而，開心的時刻沒有持續太久，過了一年後，竟換成妻子的血壓開始往上爬。

「我先生每天二十四小時都待在家，讓人覺得很煩，我想去什麼地方也不能自由行動。」

妻子來到我的診所，這麼向我傾訴。

這正是近來漸漸成為話題的「夫源病」的典型例子。也就是說，妻子看不慣或不滿丈夫的言行舉止而產生壓力，開始出現耳鳴、覺得身體左搖右擺的暈眩現象、劇烈頭痛、上火、肩膀沉重痠痛、全身發疼、心悸、呼吸急促、呼吸困難、倦怠感、憂鬱症等各式各樣的自律神經失調症。

尤其是女性，一般認爲夫源病確實會導致更年期障礙的惡化。如果是因爲遺傳因素，本身就容易血壓上升的女性，血壓本來就會隨著更年期逼近而往上爬，或是懷孕期間曾經血壓上升的女性也一樣，夫源病將加速血壓的攀升，有時甚至引發嚴重事態。

如果是家庭主婦，因爲很少有機會接受健檢，加上高血壓不會出現明顯的症狀，所以常常會毫無察覺。在這樣的狀況下，若受到夫源病帶來的壓力，血壓將更加上升，導致突發性的腦中風、心肌梗塞發作，如果是遺傳上容易有動脈瘤的人，將可能引發蛛網膜下腔出血，甚至可能因此丟了性命。

由此可知，夫源病是値得重視的問題，不能以一句「不用在意啦」或「我放棄掙扎了」而忽略之。

另外，「妻源病」和夫源病就像硬幣的兩面是一體的。

如其名，妻源病是指丈夫因爲妻子的言行舉止而產生壓力，開始出現心悸、腰痛、暈眩、頭痛等自律神經異常所造成的症狀。

舉例來說，假設妻子先得了夫源病而每天過得心煩氣燥。妻子的情緒反彈到丈夫的身上，這回變成丈夫得了妻源病——這般事態就像交互感染一樣，也不難預見夫妻之間會發生這般事態。

爲了避免事態發生，單獨出門安排一趟小旅行，或是只限週末的短期分居等讓彼此得以保持「距離」的做法頗具效果。

☑ **夫源病、妻源病是無聲殺手。**

帶狀皰疹

早期發現、早期治療，
可避免發病或拉長疼痛期。

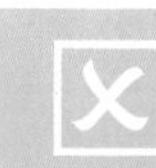

只要去整形外科，就可以治好像神經痛般的胸口疼痛感。

「帶狀皰疹」是指因水痘帶狀皰疹病毒而導致的傳染病。

「水痘」又稱水皰疹，相信很多人小時候都感染過。通常水痘只要一星期即可治癒，但不代表體內的病毒已經完全被消滅。

事實上，引起水痘的水痘帶狀皰疹病毒會潛藏在神經細胞聚集的「神經節」部位，不惜等上幾十年，也要找到復活的好機會。

所謂的復活好機會，就是指人們因爲過勞而倍感壓力、受傷、生病，或是免疫力隨著年齡增加而下降的時候。這時病毒會從神經節跑出來重新大展身手，開始刺激人們的皮膚和神經，形成呈水皰狀的帶狀皰疹。

以症狀來說，最初皮膚表面會出現如電流竄過般的刺痛感。這般疼痛感會持續幾天至一星期，較長時也可能持續兩星期以上。不過，如果疼痛感是出現在單邊背部或胸部，有很多高齡者會誤以爲不是帶狀皰疹而是「神經痛」，選擇到整形外科接受診療。整形外科大多不會詳細檢查皮膚，再加上有時初期不會出現病症，所以經常要晚了幾天才可做出正確的診斷。

一般來說，在持續出現疼痛感之後，皮膚表面會開始冒出一顆一顆的小水皰，經過七到十天左右後，疼痛感會變得最劇烈。不過，如果在只出現疼痛感的兩到三天內服用抗病毒藥物，將有可能避免皮膚症狀的出現。

尤其是高齡者若錯過服用藥物的好時機，接受治療後會出現的「帶狀皰疹神經痛」期間將拉長，嚴重時甚至有可能被疼痛感折磨上好幾個月到好幾年的時間。因此，帶狀皰疹可說是有必要儘早接受診斷的疾病。

帶狀皰疹所伴隨的疼痛感幾乎只會出現在身體的單邊部位，只要以這點爲參考標準，相信就不難早期發現。另外，有時也可能會出現胸口刺痛感，這時的關鍵在於確實分辨出疼痛感是來自皮膚表面，還是皮膚底下。如果是後者，將有可能是其他嚴重疾病的前兆。

帶狀皰疹多發生在五十歲以上的人，但近來發生在壓力過重或過勞的二十到三十歲年輕人身上也變得不再稀奇。

若皮膚突然感到刺痛，或發現皮膚發紅並冒出小水皰時，請立刻前往皮膚科就醫。另外，絕對要避免隨便塗抹市面上販售的皮膚藥膏，以免導致惡化。雖然帶狀皰疹不會傳染給別人，但千萬不要忘記帶狀皰疹也是一種病毒感染。

☑ **突如其來的刺痛感，有可能就是帶狀皰疹的前兆。**

頸椎僵直

別以為只是一般的肩頸痠痛就輕忽，到時候想「回頭」都難。

☒ 只要扭一扭脖子，就能夠解除頸椎僵直的現象。

「頸椎僵直」的症狀可說是現代病之一，而且最近案例急遽增加中。

正常人的頸椎前彎角度約爲三十到四十度，相較之下，頸椎僵直的人低於三十度。因此，在觀察X光片時，可明顯看出頸椎呈直線排列。

以症狀來說，頸椎僵直會出現頸部疼痛、頸部僵硬、肩膀僵硬、雙手發麻、慵懶無力、頭痛等現象，嚴重時甚至會感到暈眩、耳鳴、噁心或虛脫。

之所以會說頸椎僵直是一種現代病，其起因多是長時間從事電腦作業，或操作智慧型手機而長時間保持低頭的姿勢，導致頸部失去生理曲度。

這樣的狀態如果持續太久，也會對支撐頭部的「頸椎」造成負擔。這麼一來，可轉動的椎間盤將會失去彈力，進而導致「頸椎椎間盤突出症」或「頸椎椎間盤症」等疾病，並開始出現雙手發疼、發麻或虛脫等現象。如果繼續置之不理，將導致椎骨變形，而引發「頸椎變形」。如果嚴重到這般地步，會變得無法轉動脖子、無法回頭，扣鈕扣或下樓梯的動作也會變得困難，甚至還可能造成膀胱和直腸的障礙。所以，我們不能以爲「只是一般的肩頸痠痛」便輕忽之。

因爲受頸椎僵直所苦而前往整形外科就醫，往往也不會有什麼特別的治療。大部分的狀況都是接受極有可能會使症狀惡化的「頸部牽引」、藉由按摩的方式放鬆肌肉或給藥便完成治療。

另外，也要注意不要因爲頸部僵硬得厲害，就拚命扭動脖子，這麼做有可能會帶來反效果。

雖然跟大家叮嚀了這麼多，但如果是輕微的頸椎僵直，症狀其實跟一般的肩頸僵硬沒什麼明顯差異，所以有很多的人難以自我察覺。因此，我想在這裡向大家介紹一個可在自家獨力完成、立即檢查出有無頸椎僵直現象的方法。此方法稱爲「一人壁咚」，藉此發現有頸椎僵直現象的人，請積極進行後面接著介紹的幾個體操動作，儘早加以改善。

有頸椎僵直現象時，枕頭的高度也很重要。前面在「睡眠障礙」的章節裡所介紹的「安眠枕」，相信也能夠幫助改善頸椎僵直。

順道一提，有報告指出本以爲是頸椎僵直導致頸部僵硬現象，事實上是「椎基底動脈剝離」或「蛛網膜下腔出血」等攸關性命的疾病前兆。如果是這樣的狀況，可觀察到即使做體操或按摩也無法消除僵硬現象，或是昨天還覺得僵硬，今天就突然痊癒等特徵。

☑ **改善關鍵在於保持良好的姿勢，以及養成勤做體操的習慣。**

頸椎僵直自我檢查方法
「一人壁咚」

可立即檢查出頸椎是否呈現直線排列。

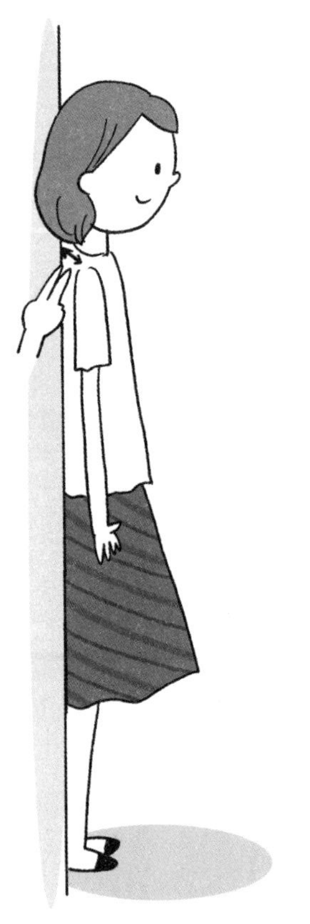

①使腳跟、臀部、雙肩、後腦杓確實緊貼壁面，微微壓低下巴直立。

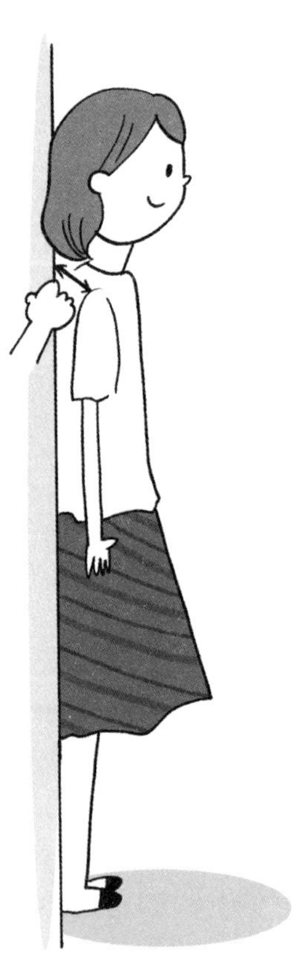

②壁面和肩膀之間若只有「兩根手指寬」的縫隙，表示正常。若縫隙有一個拳頭那麼大，極可能是「頸椎僵直」。

改善頸椎僵直的方法①
「聳肩操」

重點在於保持雙肩和頭部緊貼壁面。

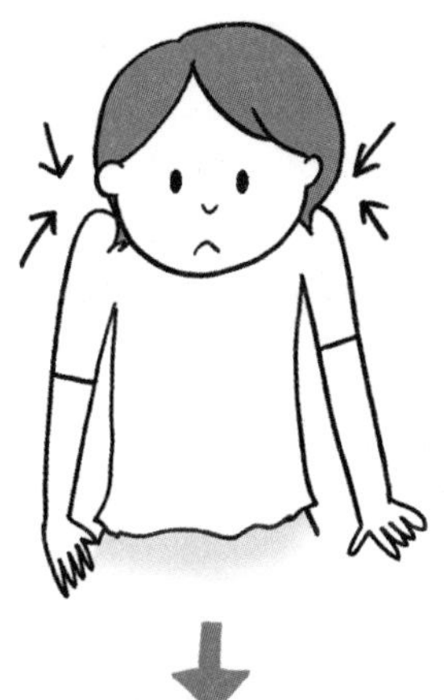

①使後腦杓、雙肩和背部緊貼壁面後，學烏龜一樣縮起脖子，聳高雙肩。

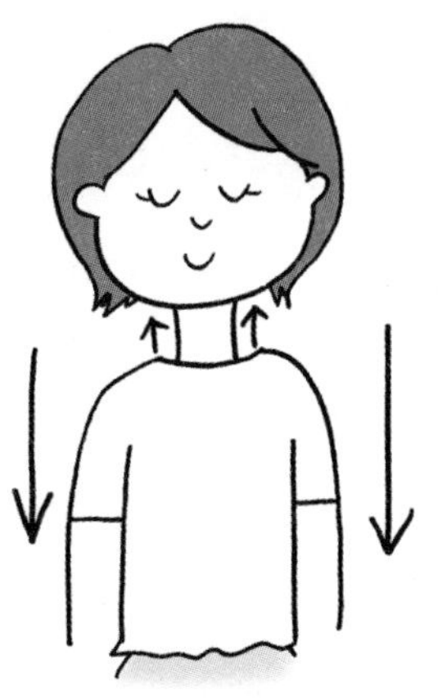

②放下肩膀並伸直脖子。反覆五次①和②的動作。

改善頸椎僵直的方法②
「抬頭看星星操」

趁著文書工作的空檔，一方面伸展身體，一方面改善頸椎僵直。避免惡化頸椎僵直的關鍵在於，不要持續保持相同姿勢 1 小時以上。

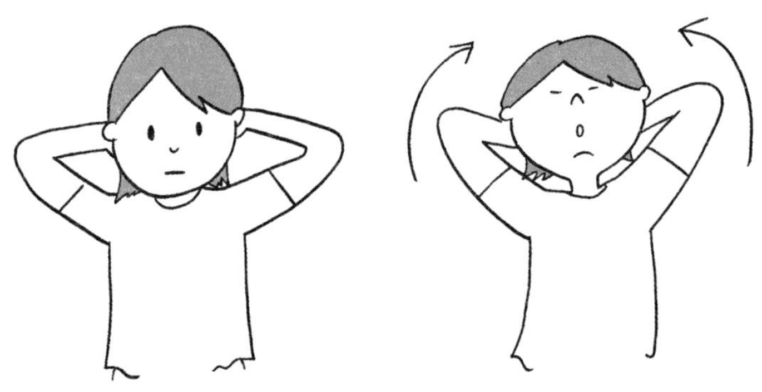

①雙手交叉於後腦杓，一邊鼻子吸氣，上半身一邊往後仰。保持姿勢 2 ～ 3 秒鐘後，接著一邊嘴巴呼氣，一邊慢慢挺起身體。

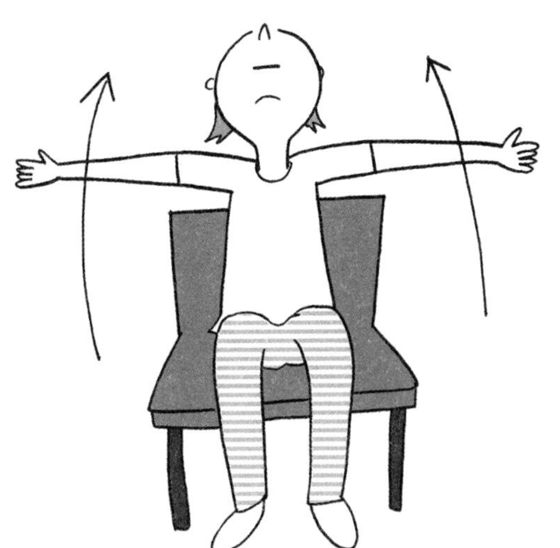

②身體貼近椅背坐在椅子上，左右張開雙手。維持這個姿勢一邊鼻子吸氣，一邊讓胸口連同頸部、頭部慢慢往後仰。後仰至臉部朝向天花板的位置後，保持姿勢 5 ～ 10 秒鐘。接著一邊嘴巴呼氣，一邊慢慢挺起身體。

第三章

置之不理就會小病變大病的13個健康常識

便秘

為了降低罹患大腸癌的風險，
必須掌握正確的排解之道。

✕ 每天都有排便就不算便秘。

食物裡所含的營養素大部分會在小腸被吸收，剩餘的食物殘渣會被送到大腸轉爲糞便，等累積到一定程度的分量後，就會排泄出去——這就是自然排便的流程。

根據日本內科學會針對「便秘」的定義爲三天以上未排便，或每天排便卻有殘便感的狀態。

如以上定義，只要有排便不易、有殘便感、腹部膨脹等「不舒服」的自覺症狀，即使每天排便，也被視爲「便秘」。

雖然便秘有各種不同的原因，但女性的骨盆比男性寬，腸子容易往下掉而變得鬆弛，導致糞便滯留時間拉長，比較容易有便秘的傾向。另外，推擠糞便必須使用到腹肌等肌肉，而女性的肌力較弱，也是容易有便秘的原因之一。

事實上，便秘可分爲好幾種。

首先，可大致分爲「急性便秘」和「慢性便秘」兩種，接著再根據原因加以細分，而當中最常見的種類是「功能性便秘」。舉例來說，旅行等因素造成環境改變或精神上受到打擊，都會使得腸道的蠕動出現異常而導致便秘。這類便秘被歸類為急性便秘的功能性便秘。另外，腸道功能下降而導致的便秘，則被歸類為慢性便秘的功能性便秘，其原因包括年紀增加、膳食纖維攝取不足、三餐不定時、運動不足、壓力、憋便習慣等等。

「我每天排出來的大便都像一條香蕉，所以沒有便秘。」

很多人應該都有這樣的想法吧！不過，如果排便時胃部或下腹部會有疼痛感，就很可能是便秘。有時實際拍攝腸道的X光片後，會發現腸道裡塞滿糞便，每天排出的不過是被推擠出來的少部分糞便而已。

另外，即使每天排便，如果有經常拉肚子或糞便突然變得小條的症狀，也可能是腸子裡長了息肉或癌細胞，導致腸腔變得狹窄。

大家經常會說：「容易便秘的人很多會罹患大腸癌。」有些醫生甚至認為形成息肉或癌細胞等障礙物的最大原因之一，就是糞便裡所含的有害物質和致癌物質因便秘而拉長與大腸黏膜接觸的時間。雖然這些事實並未得到證實，但我要提醒大家，有些大腸癌的例子確實會有因腸道變得狹窄而導致便秘的現象。

雖然每天上大號，但排便前一定會肚子痛的人，或者是以前每天排便，這陣子卻開始會便秘的人，建議你找時間前往消化器官科或腸胃科接受診斷。

☑ 每天排便都會伴隨腹痛的人，極可能是「便秘」。

✕ 攝取大量的膳食纖維就不會便秘。

爲了排解便秘，攝取足夠的膳食纖維是不可或缺的。不過，明明已攝取膳食纖維，卻還是容易便秘的話，就表示有可能攝取錯了種類。

你知道膳食纖維可分爲「水溶性膳食纖維」和「非水溶性膳食纖維」兩種嗎？如字面上的意思，其中的「非水溶性膳食纖維」屬於「不溶於水」的物質，所以具有不被消化即隨著糞便排出的特徵。攝取這類膳食纖維可增加糞便的分量，進而幫助推擠出糞便，但如果攝取過多會導致分量增加太多，反而成爲導致便秘的要因。

非水溶性膳食纖維多含在玄米等穀物類、豆類、根菜類、菇類等食物裡。適度攝取非水溶性膳食纖維當然是必要的，但如果爲了排解便秘而大量吃進肚子裡，就另當別論了。

「水溶性膳食纖維」則多含在海藻類、水果、蔬菜等食物裡。水溶性膳食纖維可成爲腸內細菌之一的「乳酸菌」的食物，有助於調節腸道，才是眞正可幫助排解便秘的好幫手。

如果想要改善便秘，像這樣重新審視過飲食內容也相當重要，而為了促進腸道蠕動，亦不可少了運動。起床後至少要喝一杯水，然後一邊像手搖鼓一樣左右甩動雙手，一邊扭動肚子二十次，張開手臂以「大字型」的姿勢讓上半身往前彎，右手抓住左腳腳尖停留五秒鐘，相同動作左右交互進行三次。只要做這樣的運動，就可達到排解便秘的效果。另外，如果一直坐在馬桶上非得等到排便出來，有可能會產生壓力而難以順利排便，所以平常就要養成一有便意，便立刻上廁所的習慣。

必須是「水溶性」的膳食纖維才有助於排解便秘。

「死掉的乳酸菌」也具有調節腸道的效果

「把活的乳酸菌送到腸子裡！」過去曾經有某優格商品以這句廣告詞掀起流行熱潮，而事實上，不管是活的還是死的乳酸菌，都會被送到腸子裡成為腸內細菌的食物，並幫助調節腸道。

我們平常送進嘴裡的食物幾乎都是熟食，而其實不論吃下生魚或死魚，都能夠確實攝取到當中所含的營養素。所以，沒道理唯獨乳酸菌「必須是活的才有效用」。而且，就算攝取了「活的乳酸菌」，九成也會被胃酸殺死。

因此，最近市面上也推出多數「功能性優格」，此類優格不僅含有比菲德氏菌，也為了改善腸道菌叢（腸道細菌如一片花海般密集聚在一起）的均衡，添加了有益人體健康的活微生物「益生菌」。

真正重要的不在於乳酸菌或微生物是活的還是死的，而是能不能確實攝取，以供應給腸道細菌作為食物。

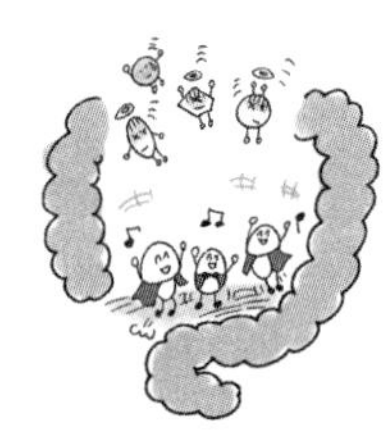

順道一提，吃優格的時候據說要變換種類才更有效果。就像我們每天吃相同食物會膩一樣，如果老是供應同一種乳酸菌，腸道細菌似乎也會吃膩。只要吃各式各樣的優格，供應不同種類的乳酸菌，相信腸道細菌一定會很開心。

「酵素」的真相

「發酵食品」也被認為具有幫助排便的效用，但不需要因為這樣，就每天拚命吃納豆、泡菜、味噌湯或醬菜等食物。更不用像被規定似的，每天早中晚都吃同一種發酵食品。今天吃納豆、後天吃泡菜……只需要像這樣不忘記「適時」吃一些發酵食品就夠了。

不過，似乎有很多人認為只要吃了發酵食品就等於攝取到「酵素」，進而可以排解便秘或促進健康，但這樣的觀念並不正確。

發酵食品當中確實含有酵素，但這些酵素是否真的能夠在肚子裡發揮作用或幫忙帶走血栓，還是一個大問號。原因是從體外攝取到的酵素幾乎都不會進入血液之中。

人體內原本就有必要的酵素，所以就算來自其他活體的酵素進到人體內，也幾乎沒有上場表現的機會。不過，如果是「消化酶」就具有分解食物的功用，所以可以從體外攝取。「澱粉酶」是消化酶的一種，含有此成分的代表性食品包括高麗菜、秋葵、蕌苣、蓮藕、蘋果等等。

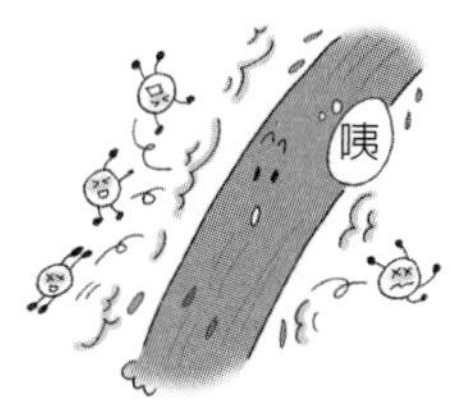

酵素並無法幫忙調節腸道，或達到清血效果。因此，不需要每天拚命吃發酵食品。

手腳冰冷

手腳冰冷現象
可能藏著重大疾病，
有抽菸習慣的人要特別注意！

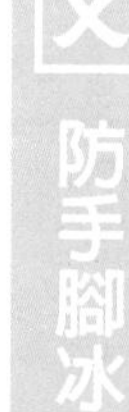 防手腳冰冷的好方法就是讓手腳保暖。

到了冬天，手腳一定會變得冰冷。不過，所謂的「手腳冰冷」是指腳尖、指尖總是暖和不起來，感覺到身體有慢性冰冷的現象。

手腳冰冷的毛病和微血管沒有什麼直接的關聯，而是起因於微血管之前的「微動脈」。當微動脈緊縮使得微血管內的血流量減少時，可避免血液溫度產生變化，也就是體溫下降，但手腳的表面溫度會因此降低。

造成手腳冰冷的原因當中，包括壓力或生活不規律所導致的自律神經失調、穿著過緊的內衣褲或鞋子導致身體被勒緊，出現皮膚感覺異常、貧血或低血壓所造成的血液循環不良、女性荷爾蒙失調等等。不過，因手腳冰冷而來求診的病患，幾乎都是因爲「運動不足」。

如果想要排解因爲運動不足所導致的手腳冰冷現象，養成「走路」的習慣最有效。人體會在必要時只增加所需數量的血管，沒使用到的部位就不會形成血管。

如果使用到雙腳，血管內皮細胞就會分泌「一氧化氮」來擴張血管，藉由增加血流來營造可讓溫暖血流流通到雙腳的「水暖爐狀態」。這正是改善手腳冰冷現象的最佳方法。

然而，多數人都會爲了保暖不遺餘力，好比說拿暖暖包或熱水袋放在腳上，或穿厚衣服。從身體表面熱敷可促使腿部的血管擴張，所以確實能夠暫時保暖。不過，身體的熱度會從溫暖血液流過的體表不斷逃出體外，手腳也會因此變得更加冰冷。這樣的現象就跟去到暖爐前就再也離不開的道理一樣。光是保護身體不受冰冷，並無法獲得改善。如果想要排解雙腳冰冷，建議大家一定要「走路」。事實上，有很多人靠著走路成功擺脫了手腳冰冷的現象。

不過，說到雙腳冰冷的現象，也有可能藏著重大疾病。尤其是有抽菸習慣的人如果有雙腳冰冷的自覺症狀卻置之不理，搞不好會釀成必須「截肢」的事態。其原因出在腿部血管發生動脈硬化而導致的「周邊動脈阻塞性疾病」，而抽菸者或有文明病的人多會引發此疾病。當覺得雙腳冰冷時，腳趾已經變成紫色，最後被迫接受截肢——

這樣的病態也可能出現在糖尿病患者的身上。

如果是因周邊動脈阻塞性疾病而出現的雙腳冰冷現象，也會伴隨腳抽筋、發麻等症狀。

輕忽手腳冰冷而置之不理的話，就等著被迫截肢！不僅如此，同樣是血管疾病的腦中風或心肌梗塞也可能發作！爲了避免同時發生多起這類的「恐怖事件」，大家應該確實改善手腳冰冷的現象。

☑ **讓雙腳保暖會讓冰冷現象更加嚴重。**
養成走路習慣才是改善之道！

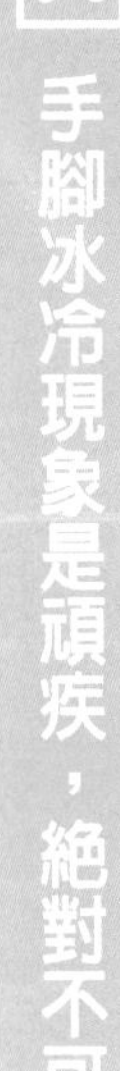

病患當中有不少人會說自己的雙腳冰冷，但我一摸之後，卻發現對方的腳是暖和的。

對於這種症狀，我們稱爲「假性冰冷」，其原因似乎多出在「腰部」。

雙腳的知覺神經是從髖骨進到脊髓，並延伸至腦部。該神經具有近似「傳話遊戲」或「紙杯傳話筒」的一面，儘管雙腳已經發出「我不冷」的訊息，只要髖骨附近的部位一覺得冷，大腦還是會誤以爲有人傳話說：「現在是從雙腳開始發冷。」這麼一來，就算雙腳很暖和，還是會覺得「雙腳冰冷」。

除了假性冰冷之外，因爲跪坐而雙腳發麻時會覺得熱或覺得冷，但坐下來之後卻發現一切正常，或者是在牙醫那裡麻醉後覺得臉腫得厲害，但實際上根本沒有臉腫等狀況，同樣也是神經傳話錯誤所造成。另外，有「發麻」的感覺時也容易產生一樣的現象。

這些現象都只是「知覺神經」在騙人罷了。所以，有時雙腳冰冷也可能是腰部的疾病所引起。

如果你的手腳冰冷現象怎麼治也治不好，就有可能是「假性冰冷」。遇到這種狀況時，熱敷腰部或許可獲得改善也說不定喔。

☑ 惱人的手腳冰冷現象有可能是「假性冰冷」。

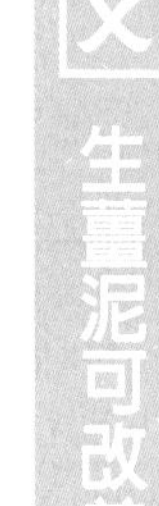

生薑泥可改善手腳冰冷。

「生薑」可說是「祛寒食品」的代名詞，但大家知道其效用會依吃法而截然不同嗎？

經常會看見有人一邊喝加了薑泥的紅茶，一邊說：「好暖和喔～」事實上，這樣的行爲跟歐吉桑沒兩樣，歐吉桑也會以「今天很冷，喝一杯再回家吧！」爲由，去到居酒屋喝溫過的清酒，結果走出店外時反而不小心受寒感冒。

生薑裡所含的薑酚成分具有可擴張手腳的末梢血管，讓熱度排出體外的「解熱效用」。不過，如果先煮過生薑，加以乾燥後再磨成泥的話，可在體內產生熱度的薑烯酚成分就會發揮作用，讓身體從體內變得暖和。

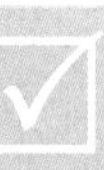

生薑「煮過」再「加以乾燥」後磨成泥，可暖和身體。

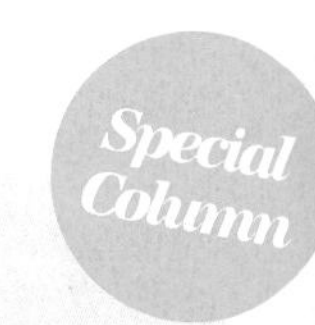

做「握拳運動」取代「維他命P」

青椒和檸檬裡所含的「維他命P」，也具有強化微血管或促進血流的效果。當然了，每天三餐積極攝取維他命P並非壞事。只要有毅力地持續吃青椒或檸檬，想必會慢慢發揮出效果來。不過，如果想要「立刻」排解手腳冰冷的現象，我建議大家做「握拳運動」。請趁著看電視的時間，雙手和雙腳一邊做十次左右的握拳運動。為了保有節奏感，大家可以握拳時喊「維他命」，鬆開拳頭時喊「P～」。這麼做可讓血流刺激血管內壁，促使血管內的一氧化氮含量增加，讓血管擴張，進而增加血流量。

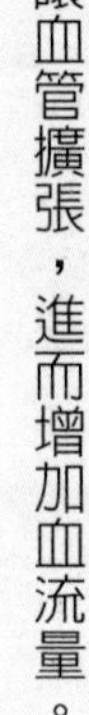

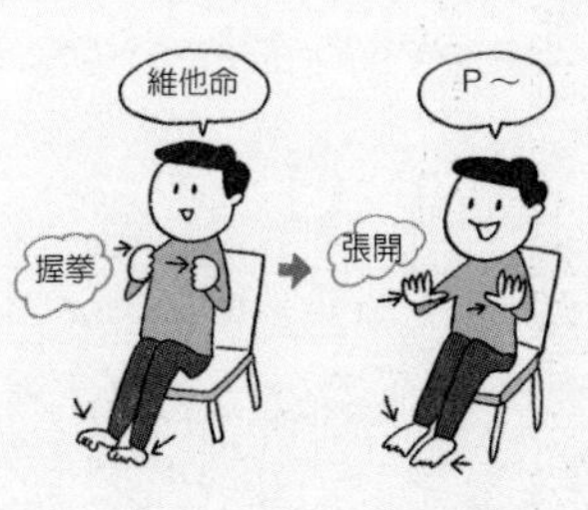

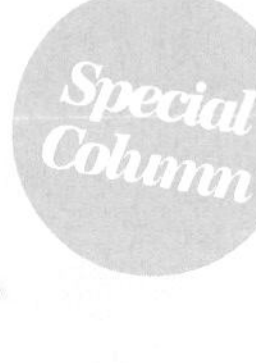

雙手冰冷表示內臟也虛冷

「雙手冰冷的人內心是溫暖的。」

從以前我們就經常會這麼說。

說來也奇妙，雙手冰冷的人的內心，也就是內臟幾乎都是熱的。

如果拿家裡有的「熱水瓶」和「茶杯」來比喻，就能夠輕易理解其中的原理。

觸摸熱水瓶的表面時會覺得冰冰涼涼的，但大家都知道裡面裝的是熱水。然而，如果把熱水倒進茶杯裡，茶杯表面會變燙，但茶杯裡的熱水很快就會冷卻。

人體就跟這樣的現象一樣，當熱度透過體表發散出來，內臟就會漸漸失去熱度。所以，如果覺得身體很暖和而穿得太單薄或吃冰喝涼，有時內臟會越來越虛冷，而導致低體溫症。不過，如果反過來因為擔心身體受寒而搓揉雙手或設法讓雙手取暖，就可以把熱度鎖在體內，內臟也會變得暖和，也不用擔心會有低體溫症。

然而，如果雙手冰冷的人既不愛吃東西，也不愛運動，更沒有肌肉的話，其內臟極可能也是虛冷的。這樣的狀況正是最糟的冰冷現象。有這般現象的人免疫力也會很差，而且容易有各種各樣的毛病。

愛吃東西也熱愛運動的人因為寒冷而身體發抖時，就代表他的體內正努力產生大量的熱度，並且使用大量的熱度。「雙手冰冷，腋下卻在流汗」正是此狀態會有的現象。只要內臟是溫暖的，即使雙手冰冷也一樣很健康。

☑ **雙手冰冷的人內臟是溫暖的。**

失智症

阿茲海默症的「特效藥」真的能夠有效的預防及改善嗎？

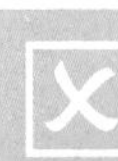

只要有吃椰子油，就不怕得失智症。

所謂的失智症，是指腦細胞因各種原因而壞死或漸漸無法發揮作用，導致認知功能退化的狀態。一旦嚴重到連小事也做不來，或記不得小事，日常起居將需要有人看護照顧。

二〇一五年一月，厚生勞動省公布了日本全國的失智症病患數將在二〇二五年超過約七百萬人的推算數據。這代表著六十五歲的高齡者當中，每五人就會有一人罹患失智症。

不論是對病患本人或對負責照顧的人來說，失智症都是非常嚴重的問題，但以現狀來說，仍未找出關鍵性的治療方法。

不過，一道希望的曙光照了進來。

這道曙光即是近來成爲討論話題的「椰子油」。

失智症可分爲多種類型，其中以「阿茲海默症」的病態壓倒性的多過其他類型。

主要原因是名爲β類澱粉蛋白的物質在大腦裡囤積，導致正常的神經細胞壞死，使得大腦萎縮。然而，對於β類澱粉蛋白爲何會囤積，目前尚未查出明確的原因。不過，目前已明確得知阿茲海默症會因爲年紀增加或遺傳而發病。除此之外，根據近年來的研究，也已得知糖尿病者或高血壓者的發病機率比一般人來得高。

在日本九州的某城市進行過一項爲期長達五十年的調查，調查結果也已得知阿茲海默症與血糖值之間有著極深的關係。根據該調查數據，糖尿病者的發病機率約爲血糖值正常者的兩倍，糖尿病前期患者的發病機率也略高於正常者。另外，如果長期處於高血糖的狀態，將加快動脈硬化的腳步，因腦中風等腦血管病變而引起的「腦血管性失智症」發病機率也會提高。意思就是，控制血糖值是預防失智症的必要動作。

除了上述事項之外，最近也得知隨著阿茲海默症的惡化，將會變得無法順利攝取成爲大腦熱量來源的葡萄糖來使用。大腦將因此無法百分之百運作，認知功能也會更加退化，導致陷入痴呆的狀態。

在這般事實之下，可取代葡萄糖成爲大腦熱量來源的酮體倍受矚目。

大家開始認為酮體有可能對預防或改善阿茲海默症帶來很大的幫助，可產生酮體的椰子油也開始受到矚目。

酮體跟葡萄糖同樣都是重要的熱量來源，是一種脂肪在體內分解後所產生的物質。當醣類不足時，酮體就會增加，尤其是如果攝取到名為「中鏈脂肪酸」的飽和脂肪酸，即可在肝臟裡生成大量的酮體。

成為新寵兒的椰子油是一種富含中鏈脂肪酸的食材。事實上，也有報告指出罹患阿茲海默症的人在攝取椰子油後，大腦的運作變得靈活，認知功能也獲得改善。大家開始認為即使沒能夠改善，也至少具有防止阿茲海默症惡化的效果，對於跟阿茲海默症同樣是腦神經細胞變性而引起的帕金森氏症或癲癇等疾病，或許也可以期待帶來效果。只不過，這部分目前尚未得到「證實」。

的確，只要每天攝取適量的椰子油，可幫助提升血液中的酮體濃度。不過，非糖尿病患者在日常三餐裡持續正常攝取醣類之下，也攝取椰子油的做法，究竟有沒有預防失智症的效果呢？這恐怕還是個疑問。

人類是一種只要做了一件有益的事，就會覺得其他壞事會一筆勾銷的動物。事實上，也確實有人誤解椰子油的用法，錯以爲只要攝取椰子油，就算吃了蛋糕也不怕。

更何況目前市面上販賣的椰子油種類繁多，包括加熱過的、只是榨取出來的、低溫提煉出來的或利用酵素分解而得的椰子油，但沒有人提到哪一種椰子油對預防失智症有效。如果攝取椰子油是爲了預防失智症，我認爲有必要先掌握哪一種椰子油最適合，並做到一定程度的醣類限制。

☑ 椰子油的效用並未得到百分之百的證實。

骨質疏鬆症

十八歲即決定一輩子的「骨質量」，之後只能努力避免骨質量減少。

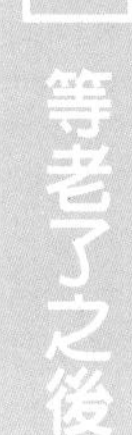

等老了之後再擔心骨質量就好。

骨質疏鬆症是一種骨頭內部變得空洞，即便只是受到輕微撞擊，也容易骨折的疾病。不僅如此，因爲全身的骨質強度變弱，骨折後必須經過很長一段時間才可能完全復原。根據日本骨質疏鬆症學會二〇一一年版的「骨質疏鬆症之預防以及治療指南」，骨質疏鬆症的病患人數目前約有一千三百萬人。雖然骨質疏鬆症本身並不會危及性命，但骨折有可能導致日常生活中的各種行動受到阻礙，也可能造成長期臥床的問題。

骨質疏鬆症依原因不同，可分爲兩種。

第一種是隨著年紀增加而引起的「原發性骨質疏鬆症」，目前已得知尤其是女性在停經之後，骨質密度會隨著女性荷爾蒙的分泌量減少而急遽下滑。另外，減肥所造成的營養不良，也是導致此類骨質疏鬆症的重要原因。

另一種是受到疾病或藥物的影響而二次性引發的「續發性骨質疏鬆症」，一般認爲接受糖尿病、慢性腎臟病、動脈硬化、類風濕性關節炎等疾病的治療，會導致骨質的強度變弱。

不論是哪一種骨質疏鬆症，接受檢查時一定會測量「骨質密度」（每單位體積的骨質量）。檢查後被告知「骨質密度（骨質量）很低」的時候，有許多病患會詢問說：「只要吃藥就可以恢復，對吧？」

很遺憾地，答案是否定的。透過藥物治療、改善飲食生活、做一些被認爲有助於預防骨質疏鬆症的單腳站立或用力踩踏地面的運動，都只能夠抑制或減緩骨質量減少而已。

人的一生當中，骨質量會在十八歲時達到顛峰。雖然骨質量本身會在一到四歲之間以及十二到十七歲之間的兩段時期急遽增加，但身體會在國中到高中的青春期不斷成長，骨骼也會越來越粗壯，如果在青春期持續運動，將能夠讓骨質量增加到最大極限。另外，如果能夠三餐確實攝取營養均衡的餐點，更是完美。

在十八歲時達到顛峰之前，我們可說是一直默默地在儲蓄「骨本」，之後隨著年紀增加，一點一點地慢慢花掉骨本。每個人到了接近五十大關的時候，骨質量就會逐漸減少，在那之後也不可能有申請骨本融資的機會，所以要趁著年輕時多增加骨質量才最重要。

近來，沒有骨本的年輕女性也變多了。其背後的原因似乎是受到劇烈減肥或運動不足的影響。或許你本身已經來不及儲蓄骨本，但請務必讓下一代好好儲蓄骨本。

過了十八歲才想要增加骨質量就太遲了！

先吃納豆再做日光浴，就能夠增加「骨質密度」？

以膠原蛋白為首，構成骨骼的成分包括骨基質蛋白以及鈣、磷、鎂等礦物質。這些成分都可以透過日常飲食來攝取，但在形成骨骼上，還必須有維他命D、K、C。

這三種維他命的作用如下：

・維他命D一促進腸道吸收鈣質，進而幫助骨骼的形成。

・維他命K一合成骨基質（骨鈣蛋白）的必要物質。

・維他命C一合成骨基質（膠原蛋白）的必要物質。

在維他命C方面，因為蔬菜或水果含有豐富的維他命C，所以比較容易攝取。維他命D是在紫外線的刺激下，由皮下脂肪所形成的物質，所以只要多找機會曬太陽就好。最後是維他命K，富含維他命K的食品有納豆、綠葉蔬菜的榨汁、綠藻等等，多數人都深信維他命K可「增加骨質密度」而拚命攝取。

然而，醫院給的藥物當中也有所謂的「維他命K製劑」，醫生經常會開立該處方箋給骨質疏鬆症的病患。我曾經針對某藥廠製造的維他命K製劑做過確認，得知 1 毫克的維他命K製劑含有 1000 微克的維他命K。相較之下，被認為含有特別多維他命K的納豆每包裝（40 公克）所含的維他命K是 240 微克。

「先吃納豆再做日光浴」確實有助於保持骨骼健康，所以是「正確」的做法。不過，「不論從幾歲開始這麼做，都能夠增加骨質密度」就是「錯誤」的說法。

也就是說，吃納豆的維他命K攝取量少，而且跟骨質密度沒有直接關聯的說法比較正確。第一點，納豆的維他命K含量極少，第二點如前述般，骨質量＝骨質密度，而其關鍵在於 18 歲之前存了多少骨本。不過，為了避免骨本減少，納豆＋日光浴的做法會是有幫助的。

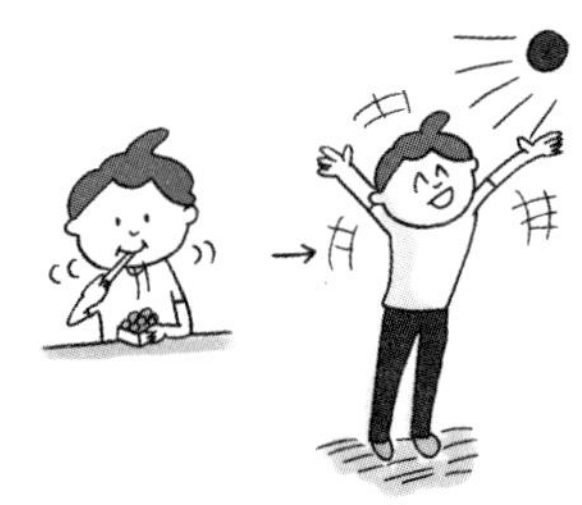

骨質疏鬆症和牙周病的意外關係

骨質疏鬆症當中還包含「停經後骨質疏鬆症」，這是女性在停經後因為卵巢功能退化，而減少分泌跟骨骼代謝有關的女性荷爾蒙「雌激素」所導致。該病患都有一個意外的共通點，也就是患有牙周病。事實上，欠缺雌激素也會導致牙周病。

雌激素的分泌量一旦減少，全身的骨骼會變得脆弱，支撐牙齒的「牙槽骨」（顎骨當中支撐牙齒的部位）也會隨之變得脆弱。除此之外，牙周囊袋（牙齒和牙齦間的間隙）會產生造成發炎的物質，進而加速牙周發炎的速度。

各項研究皆指出骨質疏鬆症和掉牙有所關連，所以女性即使在停經前從未有過牙周發炎的現象，也可能因為雌激素減少而變得容易得牙周病，且容易擴散蔓延。

另外，「雙磷酸鹽製劑」經常被使用為骨質疏鬆藥，也有報告指出服用此藥物的人在拔牙後發現四周的骨骼壞死等問題。

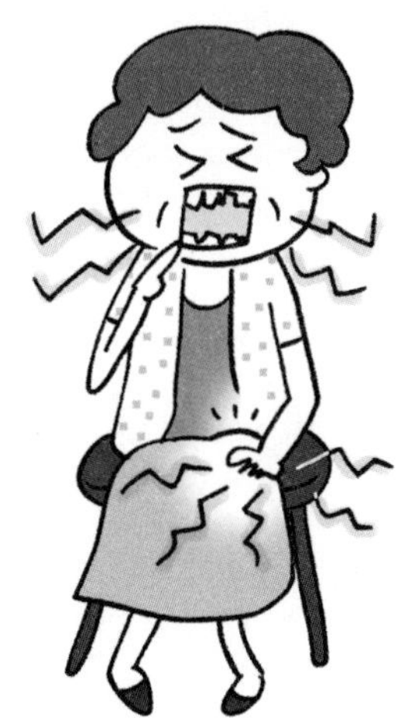

貧血

貧血有時是攸關性命的疾病警示。

✕ 只是站起來時會暈眩而已，沒必要太在意。

或許是過度解讀「貧血」的字義，有不少人認爲「在血液不足的狀態下站起來時會有暈眩現象」就是貧血。

正確來說，「貧血」是指血液中的血紅素濃度偏低的狀態。

血紅素是紅血球中所含的物質，並負責把氧氣傳送到全身。因此，當血紅素濃度變低時，身體就得不到足夠的氧氣，開始出現暈眩、上氣不接下氣、頭痛、臉色蒼白等症狀。

女性常見的「缺鐵性貧血」即起因於合成血紅素的鐵質不足。以症狀來說，除了暈眩、心悸、上氣不接下氣等普遍會有的貧血症狀之外，也可能出現指甲變得扁平、凹陷呈「匙狀指」（Spoon Nail），或是吞嚥困難等症狀。

女性原本就容易缺乏鐵質，這確實是造成「缺鐵性貧血」的一大要因，但女性特有的生產和月經、因減肥或飲食不均衡造成鐵質攝取不足、痔瘡、因意外造成外傷而失血等等，都可能是導致缺鐵性貧血的原因。還有一種可能性，罹患子宮肌瘤、大腸癌或胃癌時，內臟有可能在不知不覺中出血，導致鐵質不足而貧血。除此之外，體質上不易吸收鐵質的人、做過胃部切除手術的人、腎臟不好的人等等，都容易引起缺鐵性貧血。

在預防及改善方面，可多多攝取肉類或紅肉魚裡所富含的「血基質鐵」，並同時攝取黃綠色蔬菜裡含有的維他命，或是盡量避免飲用會阻礙鐵質吸收的紅茶、綠茶或烏龍茶。

順道一提，貧血當中也有起因跟血紅素濃度毫無關聯的例子。

大家應該也有過類似的經驗，好比說在學校參加朝會時忽然眼前一片黑而暈倒，或者是從椅子上突然站起來時或運動後感到暈眩，整個人越來越不舒服，開始冒冷汗、臉色蒼白。

這種症狀一般稱爲「腦貧血」，在醫學上的說法稱爲「姿位性低血壓」，起因是傳送到大腦的血流暫時性不足。

一般認爲造成「腦貧血」的原因是送出血液的心臟，以及控制負責傳送血液之血管狀態的自律神經出現功能異常。此類型的貧血雖然不會危及性命，但還是有可能因爲暈眩而跌倒受傷。請養成規律的睡眠習慣，讓自律神經的功能恢復正常。

順道一提，突然站起來時覺得一陣暈眩的症狀有時候不是因爲貧血，而可能是脫水，或因爲雙腳的肌力不夠，導致肌肉沒有收縮而使得血液集中到下半身。

另外，遇到精神打擊或長時間憋尿後如洩洪般排尿時，也可能因爲血壓急遽下降而暈厥。

還有更罕見的例子，比方說因缺乏維他命B12而引起自體免疫疾病所伴隨的貧血，或製造血液的骨髓本身即有異常的白血病所伴隨的貧血。

請大家不要抱著「不過是貧血而已」的輕忽心態，有時貧血的背後可能藏著各種各樣的疾病。

☑ **造成貧血的原因很多，其背後可能藏著疾病。**

貧血的自我檢查法

●下列症狀當中若符合 3 項以上，即有可能是「貧血」。

□ 容易疲累
□ 老是覺得身體很笨重
□ 早上要經過很長一段時間才會覺得完全清醒過來
□ 經常覺得頭部重重的或頭痛
□ 稍微動一下就會心悸或上氣不接下氣
□ 有頭暈或站起來時會暈眩的現象
□ 指甲容易斷裂
□ 有匙狀指的現象
□ 食慾不振
□ 臉色蒼白
□ 下眼瞼內側泛白

●若符合下列狀態者，即有可能容易引起「貧血」。

□ 目前懷有身孕
□ 月經不順或經血量多
□ 患有胃炎或胃潰瘍
□ 被診斷有骨質疏鬆症
□ 曾因為痔瘡而出血過
□ 正在減肥
□ 三餐時間或餐點內容不規律

青光眼

失明率居高不下，
卻不知發病原因為何的可怕眼疾。

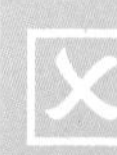

「眼壓上升」是青光眼的危險訊號。

「青光眼」是一種視神經因眼壓受到慢性壓迫，而導致視神經受損的眼部疾病，如果置之不理，可能會造成視野缺損，嚴重者甚至可能失明。事實上，青光眼在日本是排名第一的失明原因。

青光眼的類型可大致分爲以下三種：

①原因不明的原發性青光眼

②外傷或葡萄膜炎等其他眼疾所併發的續發性青光眼

③先天性或年幼時引發的發育性青光眼

事實上，大多數的病患都屬於第①類的原發性青光眼，當中有七成是在正常眼壓下發作。的確，導致青光眼發作和惡化的最大危險因子是「眼壓」，但在相同眼壓下，有的人會發作，有的人卻不會，故一般認爲眼部的視神經較無法承受眼壓壓迫者，就會發作。另外，即使已經接受治療降低眼壓，有的人的視野缺損狀況還是會持續惡化，有的人卻不會。這說明除了眼壓之外，可能還有其他因子跟青光眼有關。

從以前大家就知道青光眼和家族遺傳有關，但最近開始會說青光眼的發作可能和「氧化應激」（Oxidative Stress）有關。造成氧化應激的原因除了攝取糖分過量之外，也可能是存在於血管內皮細胞的表面、具有強烈提升血壓作用的物質「ACE」造成氧化現象。另外，也有研究報告指出青光眼的惡化可能是因爲無法順利運用醣類，導致熱量不足所造成。針對這種案例，一般認爲「椰子油」可有效發揮作用，但目前仍未清楚查出其中原理。

不論是哪一種青光眼，早期發現才是重要關鍵。然而，青光眼在病發初期沒什麼自覺症狀，有不少例子都是等到視野缺損的狀況惡化後才前往眼科就診。建議大家平常可以看浴室的磁磚或報紙的股票行情表，檢查看看會不會有部分視野缺損泛黑，或部分視野扭曲的現象。另外，如果覺得眼睛有刺痛感，同時覺得噁心想吐或頭痛時，請儘速找眼科醫生就診。

預防青光眼的第一大重點在於「防紫外線」。多數人擔心大白天的紫外線照射，所以會戴太陽眼鏡或帽子來遮擋。不過，比起太陽高高在上的大白天時間，紫外線在太陽位置較低的傍晚時間更容易照進眼裡。所以，當然要嚴禁直視夕陽！在傍晚時分外出時，也請記得戴上太陽眼鏡。即使被說「裝模作樣」，也一定要大方地戴上太陽眼鏡。

☑ 在正常眼壓下，青光眼發作的人比較多。

脂肪肝

女性病患急遽增加中，
原因不是酒精，而是「糖分」！

✕ 愛喝酒的人才會得脂肪肝。

日本人當中每四人就有一人得脂肪肝，而脂肪肝是一種中性脂肪囤積在肝臟裡，使肝臟變得像「鵝肝」一樣的疾病。

三餐所含的脂肪會在小腸被分解爲脂肪酸，再送往肝臟。肝臟會利用送來的脂肪酸轉換爲可成爲能量來源的脂肪，蓄積在肝細胞裡。

然而，如果攝取過多的油脂或醣類，當肝臟形成的脂肪多過於所使用的熱量時，脂肪就會不斷蓄積在肝細胞裡。當肝細胞的脂肪化現象達到百分之三十以上時，就會變成「脂肪肝」。如同多餘脂肪囤積在皮下組織內就會變得肥胖的道理一樣，患有脂肪肝的人是把皮下脂肪囤積在肝臟裡。

造成脂肪肝的原因，想必大家第一個都會想到「喝酒」。不過，事實上，不喝酒的人患有脂肪肝的機率也很高，甚至極可能在不知不覺中症狀惡化，引發喪命風險。

酒精所引起的脂肪肝稱爲「酒精性脂肪肝」，每天喝五百四十毫升以上清酒的人多患有此類型的脂肪肝。當然，造成脂肪肝的飲酒量多寡因人而異，但如果換成其他酒精來看，啤酒會是超過三大瓶以上，每杯約六十毫升的威士忌則是超過三到四杯以上。照理說，酒精都會在經過肝臟的解毒後排出體外，但若在解毒過程中肝臟發生異常，就會轉換成脂肪囤積在肝臟裡。

非酒精所引起的脂肪肝稱爲「非酒精性脂肪肝」（NAFLD），其中又分爲症狀輕且易改善的「單純性脂肪肝」（NAFL），以及屬於重症的「非酒精性脂肪肝炎」（NASH）兩種。問題在於，後者因爲肝臟急性發炎而一路演變成肝硬化，最後引發肝癌、暴斃或罹患心疾的機率高出三十五倍以上。

雖然至今仍未查出肝臟會突然發炎的原因，但有一說法指出，可能是便秘等原因造成腸道環境惡化，導致毒素流至肝臟。

非酒精性脂肪肝炎也是常見於女性的疾病，原因之一在於「攝取過多的水果」。果糖是一種具有高熱量，容易轉換爲脂肪囤積的醣類。另外，還有一種被稱爲「減肥脂肪肝」的類型，因減肥而蛋白質不足的人，或是反覆復胖的人都會有風險。除此之外，患有代謝症候群和糖尿病者的發病機率也比較高。

脂肪肝的原因在於中性脂肪，所以光是稍微限制醣類的攝取，即可充分發揮效果。另外，爲了促進脂肪燃燒，也必須做一些「稍嫌吃力」的有氧運動。具體來說，走路或是之前介紹的「殭屍體操」都是合適的運動。

☑ 攝取過多水果或減肥，可能引發危及性命的脂肪肝。

牙周病

牙周病有可能導致暴斃，
日常的牙齒保健很重要。

乂 蛀牙菌也是牙周病菌的一種。

牙周病和蛀牙都是細菌所造成的「傳染病」。

雖然剛出生的嬰兒口中呈現無菌狀態，但隨著牙齒長出來，就會開始受到感染。好比說，帶有細菌的父母如果直接用嘴巴餵食就會感染，跟帶有細菌的人親吻也會感染。

不過，蛀牙和牙周病都不會只因爲感染就發作。

以蛀牙來說，多會受到唾液性質、飲食內容、刷牙動作夠不夠仔細等影響而發作，牙周病則是除了上述原因之外，也會受到抽菸或糖尿病等影響而發作。

存在於牙斑（齒垢）之中的「轉糖鏈球菌」等蛀牙菌，會從食物中吸收糖分來形成「酸」，進而會使得牙齒慢慢溶化的症狀即是蛀牙。如果置之不理，牙齒就會開始破洞，也可能發生牙齒變得鬆動而導致發炎現象擴散到下巴的狀況。不過，因爲蛀牙而致死的例子少之又少。蛀牙菌從很久以前就一直與人類共存，不太會造成意外。

牙周病也是因爲存在於牙斑之中的「牙周炎致病菌」（Porphyromonas gingivalis）等牙周病菌或牙斑囤積而成的牙結石所引起。如果對牙周病菌或牙結石置之不理，將可能牙肉發炎而引發「牙齦炎」，或可能引發「牙周病」導致支撐牙齒的骨頭受損，最後開始掉牙。不僅如此，事實上也已得知牙周病會對全身的疾病造成影響。

也就是說，蛀牙菌和牙周病菌是截然不同的存在，而牙周病菌有可能引發嚴重的症狀。不過，如果蛀牙卻置之不理，將可能導致牙周囊袋變深，所以必須接受治療。

☑ **雖然蛀牙也可能形成牙周囊袋，但蛀牙菌和牙周病菌並非同類。**

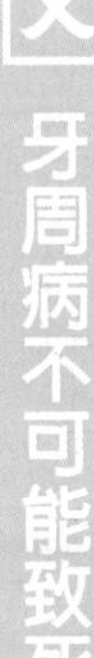

牙周病不可能致死。

根據厚生勞動省所公布的二〇一一年度「牙科疾病實態調查」，牙齒和牙齦之間形成四公厘以上的「牙周囊袋」者，五十五到五十九歲有百分之四十六點二、六十到六十四歲有百分之四十七點五、六十五到六十九歲有百分之五十點八。也就是說，每兩人就有一人患有牙周病。

我在上一章節也稍微提過，牙周病其實並非只跟口腔有關，跟全身各種疾病之間也有很深的關聯。當中最可怕的莫過於跟心肌梗塞和腦血管病變的關聯。

動脈硬化可說是血管障礙的代表，而一般認為上述疾病的主要原因在於動脈硬化。因為從動脈硬化的動脈瘤裡發現了牙周病菌的存在，所以開始認為牙周病也是造成動脈硬化的要因之一。

牙周病菌可輕易地從發腫的牙肉或牙周囊袋侵入體內，透過血管在全身流竄。此狀況會造成發炎現象而引起動脈硬化，所以一旦患有牙周病，引起心肌梗塞的風險也會增高。

另外，比起沒有牙周病的人，患有牙周病的人引發心絞痛或心肌梗塞的機率高了一點五～三倍，腦中風的機率則是高了二點八倍。

爲了預防因爲這些疾病發作而暴斃，不僅要保持血管的健康，也必須用心預防牙周病。飯後刷牙就不用說了，刷牙時也要使用牙縫刷確實清潔牙縫，並清除牙周囊袋裡的齒垢。只要刷牙動作做得足，就能夠成功打敗牙周病。近來似乎有越來越多人使用電動牙刷，對於刷牙動作太粗魯或總會偷懶只隨便刷幾下的人來說，電動牙刷或許是有效的。另外，養成每幾個月就去一次牙科，請牙醫幫忙清除齒垢的習慣，也有助於預防牙周病。

除了上述疾病之外，牙周病也可能導致更加嚴重的疾病。

在過去，牙周病一直被列爲糖尿病的併發症之一，根據最近的研究結果，也已得知「患有牙周病會惡化糖尿病」的事實。其原因是入侵血管內的牙周病菌殘骸具有毒素，該毒素會導致胰島素無法順利作用，進而對血糖值帶來不良的影響。

另外，在前面也提到過牙周病和骨質疏鬆症之間也有相當深的關聯，除此之外，也已得知「懷孕中的女性若患有牙周病，會增加新生兒體重過輕以及早產的風險」、「高齡者若吸入牙周病菌，容易引發吸入性肺炎」、「因牙周病而缺牙後會變得無法咀嚼，大腦得到的刺激將隨之減少而加快失智症或老化的腳步」。

面對如此可怕的牙周病，刷牙絕對是不可少的預防動作。

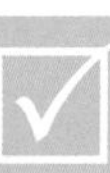

牙周病是會導致暴斃的可怕疾病，必須確實刷牙。

靜脈曲張

因運動不足
而常見於女性的疾病。

✕ 不理會靜脈曲張也不會死。

「靜脈曲張」的特徵在於小腿的腿肚和脛前等部位可觀察到血管浮起，或表面有一顆顆凸起物的現象。一般來說，血液會藉由靜脈瓣膜的作用由下往上單向流動。然而，當靜脈瓣膜無法正常發揮功能時，血液就會逆流而集中到腿部下方，最後導致靜脈膨脹，而形成「靜脈瘤」。

以症狀來說，會出現雙腿無力、笨重、疼痛、腫脹或搔癢感，或是睡到一半腳抽筋、皮膚呈現褐色且粗糙、濕疹或流血等現象。

比起男性，靜脈曲張較常見於女性，其原因除了運動不足、年紀增加之外，女性在反覆懷孕、生產之中靜脈瓣膜受損而引發靜脈曲張的例子也不少。另外，如果是長時間站著工作，或是身材肥胖、患有高血壓或糖尿病等疾病的人，也要特別當心。

過去被稱爲「經濟艙症候群」，近來有了「長程飛行血栓症」之名的疾病也是靜脈曲張的一種，而一般認爲只要搭乘八小時以上的飛機，引發血栓的風險就會提高。

還有一種令人意外的例子，也就是有可能因為腿部承受外在障礙而使得靜脈受損，進而形成血栓，最後導致靜脈曲張。過去有一位出名的足球選手得了靜脈曲張，就屬於這種案例。

似乎有人認為靜脈曲張是引發腦中風的要因之一，但這是完全錯誤的觀念。雖然不論是靜脈或動脈，都含有內膜、中膜、外膜共三層構造，但兩者的作用和構造皆不同，引起的疾病也截然不同。

動脈必須承受心臟送出血液的壓力，所以中膜的肌肉較厚，且具有彈性。動脈一旦阻塞，就會引起腦中風或心肌梗塞等疾病。

另一方的靜脈擁有輕薄柔軟的中膜，可配合送回心臟的血液量改變厚度。另外，靜脈的內膜帶有半月形的瓣膜，此瓣膜可讓血液保持單向流動。瓣膜一旦損壞，就會引起靜脈曲張。

不過，在腿部表面更深處有被肌肉圍住的「深層靜脈」，此部位若形成血栓，血栓將可能被傳送至心臟、肺部，導致「肺栓塞」（深層靜脈血栓症）發作。如果出現呼吸困難或重症的狀況，甚至可能陷入休克的狀態而死亡，所以靜脈曲張可說是不容輕視的疾病之一。

在預防方面，最佳方法當然是「經常動作雙腳和身體」。只要避免假日時也待在家裡不動，工作中也記得每小時從椅子上站起來動一動，就能夠有效預防。

☑ 靜脈曲張有可能引起「肺栓塞」。

結語

本書是以略偏消極的觀點，來說明醫學上的「錯誤謠言」和「正確觀念」。不過，這不是純粹想批評，更不是因爲最近「被醫生殺死」的話題變得熱門而試圖迎合。

就像大家都抱著「最好不要生病」的心態一樣，醫生也深切期望「所有人都身體健康」。只要病人有「想要趕快把病治好」的念頭，醫生當然也希望「病人能夠儘早痊癒」。

正因爲如此，才更不希望大家被錯誤的健康資訊或健康知識牽著走。基於這樣的想法，讓我決定提筆寫作。

「盡量不要服用文明病的藥物比較好。」

「只要吃○○，就可以清血。」

針對健康和疾病，本書舉出許多如上述般錯誤百出的資訊和知識，而這些錯誤資訊和知識之所以變成「事實」到處散播，或許有部分確實是受到媒體和網際網路的影響。

不過，我在書中也提到過好幾次，帶來更大影響的應該是「醫生的學習不足」。只要考到一次醫生執照，有效期間可持續一輩子。新的研究數據日新月異，前一陣子的常識變得不再適用的例子並不少見。在這樣的狀況下，要找到一個值得信賴的醫生似乎沒那麼容易。所以，請容許我在最後跟大家分享如何辨別好醫生的五大原則。

池谷敏郎

【辨別好醫生的五大原則】

①不要過度相信「第二個醫生」！

輕微發燒就醫後，醫生診斷是「感冒」，但過了幾天身體狀況還是不見好轉，所以換一家醫院就診，結果被醫生告知「得了肺炎」。只要是有過這類經驗的人，都會異口同聲地說：

「幸好我換了一家醫院，第一家的醫生很兩光，根本沒診斷出我有肺炎。」

我本身也被這麼批評過，有過多次不甘心的經驗。然而，很多時候這樣的解讀往往是誤解。

事情其實相當單純。狀況就是，最初去醫院時確實是「感冒」，但過了三、四天後引發「肺炎」，因爲在這個時間點去第二家醫院就診，所以發現得了肺炎。因爲這樣就變成「第一個醫生很兩光」、「第二個醫生是名醫」。

不光是感冒，其他疾病也一樣，醫生要在初期正確診斷出是什麼疾病絕非易事。

因此，當症狀未能獲得改善時，希望大家不要立刻尋求其他醫院，而是去原本就醫的醫院，把後來的狀況告知醫生，並再次接受診療以及詳細檢查。

② 不要對老是開立抗生素的醫生心存感激！

如果是懂得精進自己，也會爲病患的未來健康著想的醫生，就不會動不動就開立不必要的藥物。

我在「感冒／流行性感冒」的章節裡也提到過，對於在治療感冒時會立刻給抗生素或退燒藥的醫生必須打問號。尤其是基於「以防萬一」的心態而開立抗生素的話，其治療效果根本不及副作用來得大。

另外，基於「退燒藥很傷胃」的理由，醫生也經常會開立「胃藥」給病患，但這看似親切的行爲，事實上幾乎一點幫助也沒有。

爲什麼會這麼說呢？因爲在這狀況下開立的胃藥種類，大多屬於無法預防退燒藥副作用的類型。如果當眞想要排除退燒藥的副作用，必須開立也使用於治療逆流性食道炎的超強胃藥才有效。

也就是說，對感冒而言，「抗生素」、「退燒藥」、「胃藥」都不是必要的藥物。

還有更令人費解的做法，有的醫生會一起給「退燒藥」和「中藥」。

吃中藥是爲了讓身體排汗進而降溫，而退燒藥的作用在於抑制體溫上升，讓病患同時服用這兩種藥物究竟意義何在？

如果是實實在在學習過中藥知識的醫生，通常不會這樣配藥。

大家以後打算前往沒去過的醫院時，或許可以先以「感冒」就醫，看醫生開立什麼樣的藥物，再決定要不要固定給該名醫生看診。

③不要相信一下子就答應幫你打點滴的醫生！

「醫生，我今天累壞了，拜託幫我打一瓶點滴。」

當你這樣提出請求時，如果是你的主治醫師，而且很樂意幫你打維他命點滴的話，我建議盡快換一家醫院比較好。

一般的點滴幾乎都是「生理食鹽水」，唯有在脫水症狀嚴重時才必須打點滴。而且，在這種狀況下打點滴必須打得快，前後時間只能有二十分鐘左右。

現今流行的「維他命點滴」、「美妍點滴」、「大蒜精點滴」都有著好聽或聽似有效的名字，但瓶子裡裝的不過是水和維他命罷了。所以，不需要打點滴，只要喝添加維他命的水就夠了。

現今的作風似乎把身爲一個醫生本應對病患從事的醫療行爲，當成了一項服務業。

④不要讓只關心病情的醫生爲你管理健康！

動脈硬化、高血壓、糖尿病、心臟病、癌症，大家應該都清楚知道這些疾病全是「文明病」。另外，相信也有很多人因爲這些文明病，而必須定期前往醫院報到。

我來問大家一個問題好了。請問你就診時，主治醫師會詢問你的飲食、運動習慣、睡眠時間等生活狀況，並提供妥善的具體建議嗎？

如果答案是否定的，你的病情可能要花上很長一段時間才有機會朝向康復之路前進。之所以會這麼說，因爲文明病的原因出在病患的「生活模式」，如果想要改善病情，詢問病患的日常生活狀況是不可或缺的。

因此，除了說明檢查數據之外，只會提供老套建議的醫生稱不上是好醫生。

⑤要特別小心診療科目多、想要留住病患的醫生！

大家應該都看過儘管只有一位醫生，招牌卻標出多項診療科目的診所吧？

事實上，醫生在設立診所時，是被允許在招牌上標出非自己專科的診療科目。我是內科和循環器官科的專科醫生，和我一起從事診療的妻子是小兒科的專科醫生。因此，我們診所的招牌上寫著「內科．小兒科．循環器官科」。

不過，如果我們想在招牌上加寫皮膚科或婦產科，其實是可以的。的確，平常會來掛號的病患除了專科領域之外，也有各種身體狀況上的煩惱，有時可能跟耳鼻喉科方面有關，有時也可能跟身心內科有關。

不過，這時要特別當心會試圖留住病患的醫生。這種醫生會說自己懂得治療各種疾病，而不樂意把病患介紹給其他專科醫生。

這種類型的醫生自尊心強，明明自己的知識和經驗都明顯比不過專科醫生，卻不肯把病患介紹給其他醫生。就是因爲這樣，才會發生太慢發現疾病，或沒能夠接受新技術的有效治療等狀況，害得患者蒙受不利。

我認爲找到一個願意針對各種症狀，把病患當成親人一樣提供諮詢，必要時還會立刻介紹專科醫生給病患的醫生，才是「選對了醫生」。

愛生活014

不被謠言殺死的50個醫學正解

22個致命生活習慣、15個潛藏可怕疾病、13個容易輕忽醫學風險，博士仁醫剖心告白。

作者—池谷敏郎
譯者—林冠汾
主編—林憶純
責任編輯—林謹瓊
插畫—逸見千映子
封面設計—Rika Su
內頁設計—黃庭祥
行銷企劃—許文薰
董事長—趙政岷
總經理—趙政岷
第五編輯部總監—梁芳春
出版者—時報文化出版企業股份有限公司
10803臺北市和平西路三段二四〇號七樓
發行專線—（〇二）二三〇六—六八四二
讀者服務專線—〇八〇〇—二三一—七〇五
（〇二）二三〇四—七一〇三
讀者服務傳真—（〇二）二三〇四—六八五八
郵撥—一九三四四七二四時報文化出版公司
信箱—臺北郵政七九～九九信箱
時報悅讀網—www.readingtimes.com.tw
電子郵件信箱—history@readingtimes.com.tw
法律顧問—理律法律事務所　陳長文律師、李念祖律師
印刷—勁達印刷有限公司
初版一刷—二〇一六年十一月
定價—新臺幣二八〇元

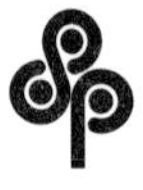

時報文化出版公司成立於一九七五年，
並於一九九九年股票上櫃公開發行，於二〇〇八年脫離中時集團非屬旺中，
以「尊重智慧與創意的文化事業」為信念。

國家圖書館出版品預行編目（CIP）資料

不被謠言殺死的50個醫學正解 / 池谷敏郎著；林冠汾譯. -- 初版. -- 臺北市：時報文化, 2016.11
面；　公分
譯自：ウソの健康常識に殺されないための50の正解
ISBN 978-957-13-6822-1(平裝)

1.健康法 2.保健常識

411.1　　105019992